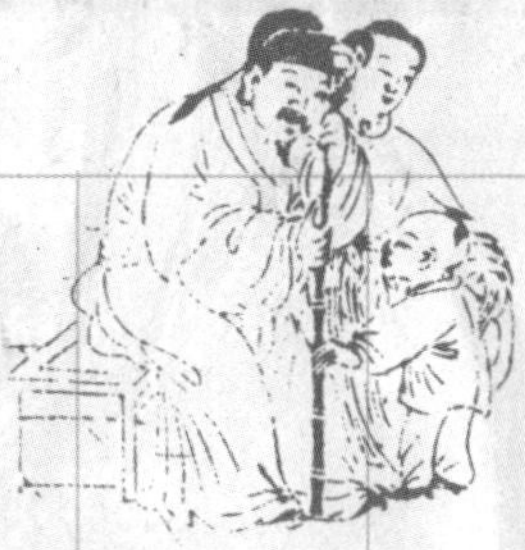

《本草綱目》

「醋可消腫痛、散水氣、理諸藥。」

吃醋

【喝醋保健康，青春有活力】

李常傳◆著

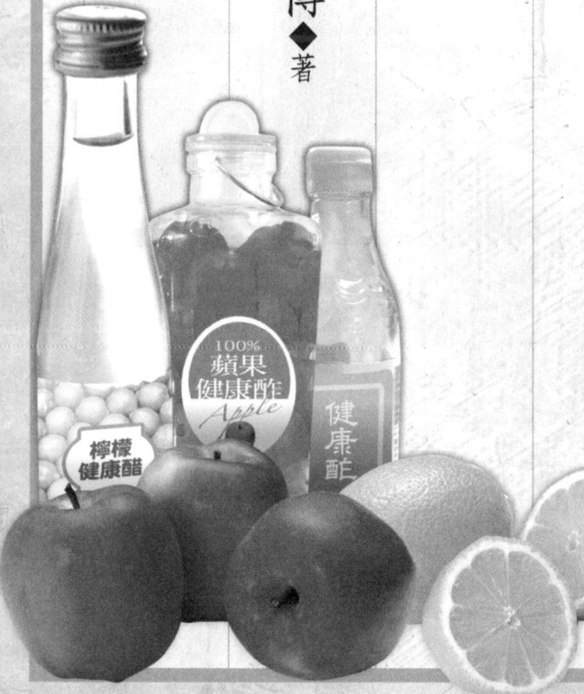

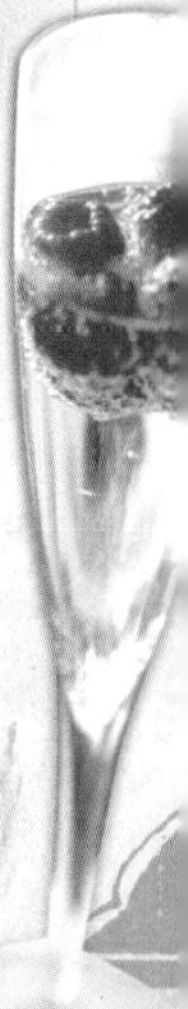

前言

在往昔，醋只被當成調味料使用，對於它的美容以及醫療方面的用途，很少有人去研究。一直到最近，經過養生專家不斷研究的結果，它已經晉升爲「健康美容飲品」之首，而倍受注目。

醋的種類很多，有「米醋」、「水果醋」、「黑醋」、「穀物醋」、「酒糟醋」等等。一般家庭常用的「醋」就是「米醋」。此種醋的卡路里含量稍高一些，不過含有很豐富的鋅（能使細胞的新陳代謝活潑，號稱能使人返老還童的礦物質）。

超市等陳列的「蘋果醋」就是最典型的「水果醋」，味道方面比較中和。比其他種類的醋，含有更豐富的鉀，具有使血壓下降的效果。

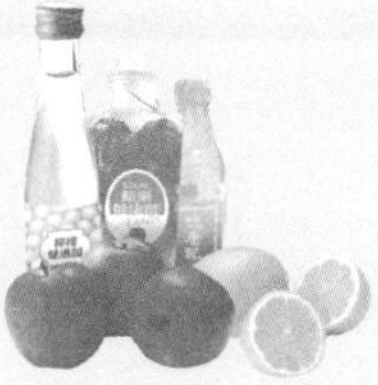

「黑醋」也是一種純米醋（純粹使米發酵）。這是一種製造方面比較費工夫的高級米醋，香味比較濃厚。

「穀物醋」是使用麥、大豆、酒糟等發酵製成的醋，味道比較清淡，價格方面比較低廉。

醋的主要成分爲：醋酸、乳酸、蘋果酸、檸檬酸、氨基酸、維他命、礦物質等等。

關於醋對於健康美容方面的影響，已經有多種的研究報告紛紛公諸於世。它主要的功能是：

1. 促進唾液，胃液的分泌，調整胃腸的機能。
2. 使體內化學變化的代謝變成活潑，使碳水化合物快速有效的變成能量。
3. 使血液變成潔淨。促進脂肪，糖分的分解。
4. 排泄掉體內多餘的膽固醇。

5.增加皮膚與頭髮的色澤，對美容很有助益。

如今，超市的賣場充斥著很多所謂的「健康食品」。每一種都標榜「對美容與健康很有功效」。然而，不管是否屬實，光吃那種食品是不行的，最重要的是保持飲食方面的均衡。

醋除了上述種種對健康以及美容的作用之外，不可否認的它是一種很出色的調味料。正因爲如此，所以不能超量的飲用它，只能適可而止，唯有如此，方能達到健康與美容的目的。

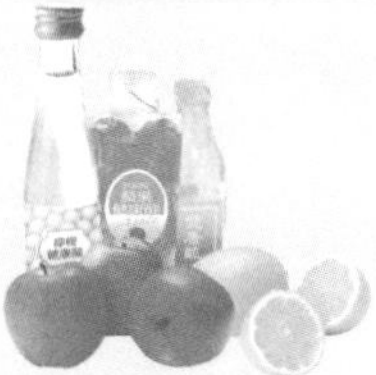

目錄

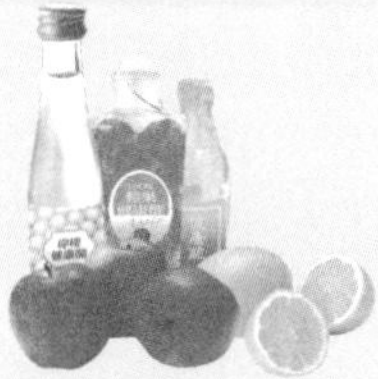

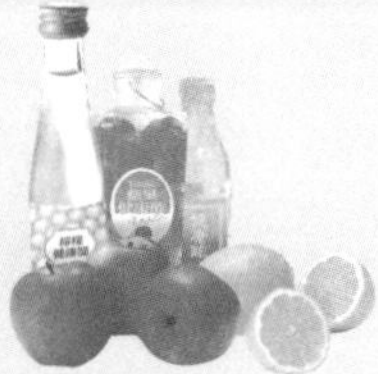

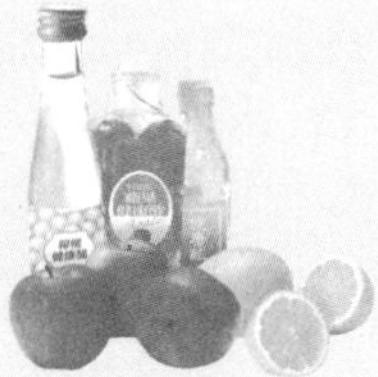

第一章
醋的成分與藥效

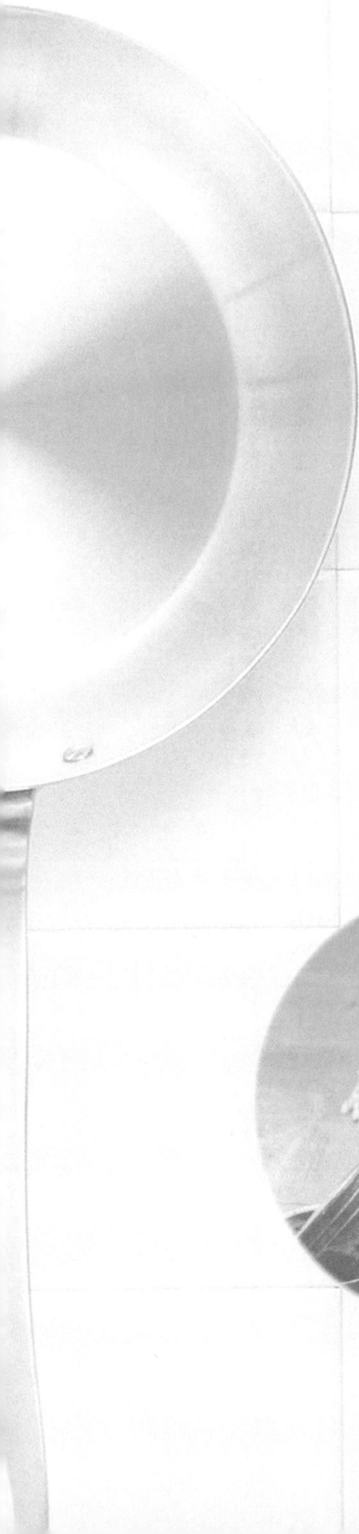

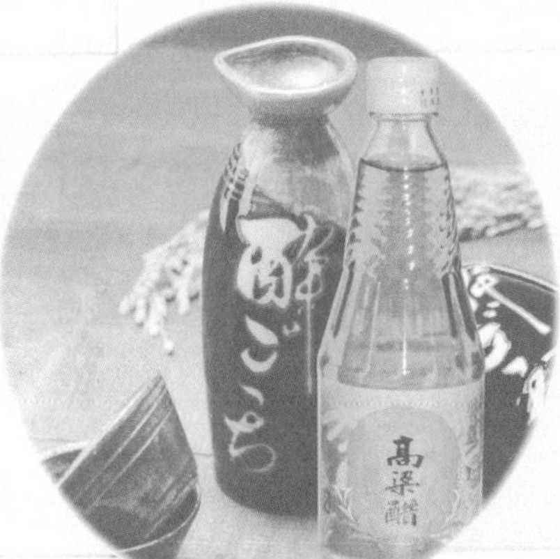

第一節 「氨基酸」與「檸檬酸」對於恢復疲勞很有效

醋類含有豐富的有機酸。這些有機酸以含量來說，佔最多者爲醋酸，其次爲氨基酸以及檸檬酸。尤其是檸檬酸對人體具有很重要的作用。

舉個例子，遇到需要勞力的工作，或者驅使腦力時，將消耗很多的能量。消耗能量本身並非壞事，但是在消耗能量之後，將在體內殘留餘渣—乳酸。乳酸一旦增加，疲勞就會累積而使人感到坐立不安，甚至會導致肩膀酸痛或者腰痛的原因。

檸檬酸能夠使乳酸引起化學反應，藉此把它分解成水以及碳酸氣。不僅如此，同時還會產生新的能源，消除疲勞感。這種現稱之爲「檸檬酸循環」，只要

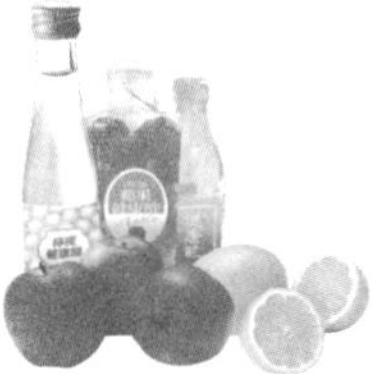

時常攝取醋就能夠重複的引起燃燒循環。

因爲醋所含有的檸檬酸只有0.2%，所以有很多人認爲「不能期待有良好的效果」。其實，由於醋主要成分的醋酸一進入體內就會轉換成檸檬酸。是所以，只要攝取少量的醋，即可獲得相當可觀的檸檬酸呢！

◎醋含有十多種的氨基酸

醋所含有的氨基酸也具有良好的作用。最近上市的運動飲料就含有不少的醋，它的效力備受注目。

蛋白質分解以後才會產生氨基酸，所以

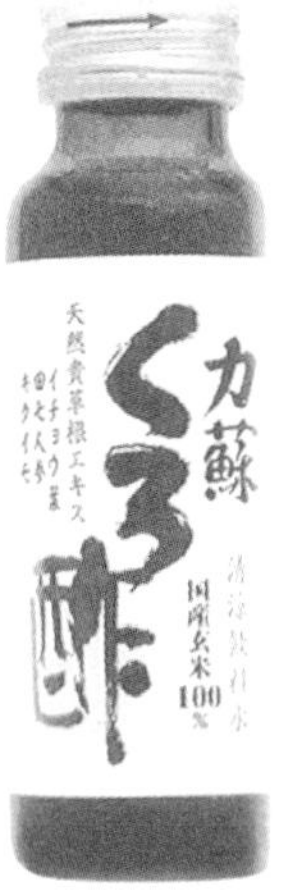

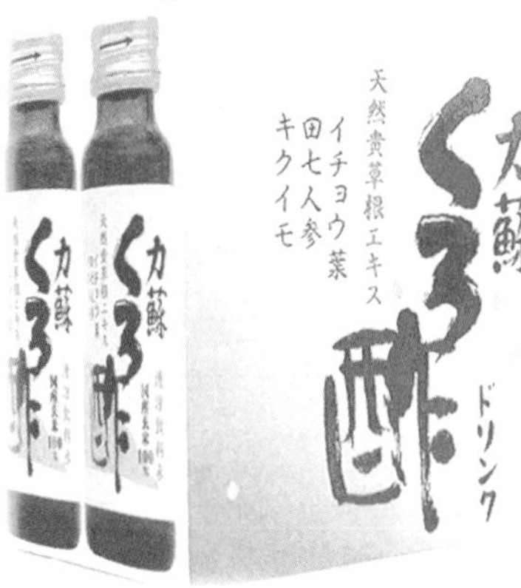

只有米醋與穀物醋才含有氨基酸。至於水果醋則只含有微量的氨基酸而已。

米醋以及穀物醋含的氨基酸種類很多，有：谷氨酸、天冬氨酸，以及精氨酸等等……谷氨酸爲美味的來源。氨基酸的特徵是有一種淡淡的甜味，正因爲如此，它能夠使菜餚的味道很宜人，使人難以忘懷。

醋與高湯很相配，高湯只要滴入一些醋，菜餚的味道更叫人念念不忘。

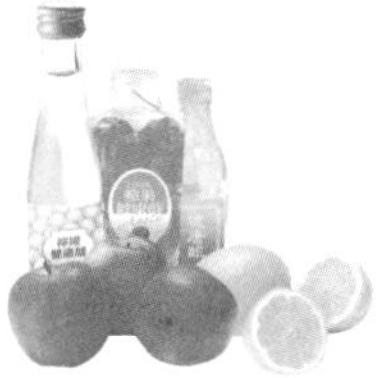

第二節　「醋酸鈣」能夠促進鈣質與維他命C的吸收

醋並沒有含有多量的維他命以及礦物質。不過，醋能夠防止鈣、維他命C、E在烹調時被破壞掉，所以能夠使鈣質、維他命C、E很容易被人體所吸收。

人類的身體不僅不能製造鈣質，就是攝取鈣質以後，也是不容易被消化吸收。如果你同時攝取適量醋的話，那就另當別論。因爲鈣質能夠與醋酸化合，變成很容易被人體吸收的「醋酸鈣」的緣故。

烹調魚類或者雞翅膀時，如果加入一些醋的話，骨骼中的鈣質就會溶入湯汁以及肉裏面，使人能夠攝取更多的鈣質。在烤肉或者烤魚時，如果減少使用醬油量，而滴入適量醋的話，不僅能夠減少鹽分的攝取，更能夠多攝取一些鈣質，可以收到多重的效果。

◎醋能夠促進維他命C、E的吸收

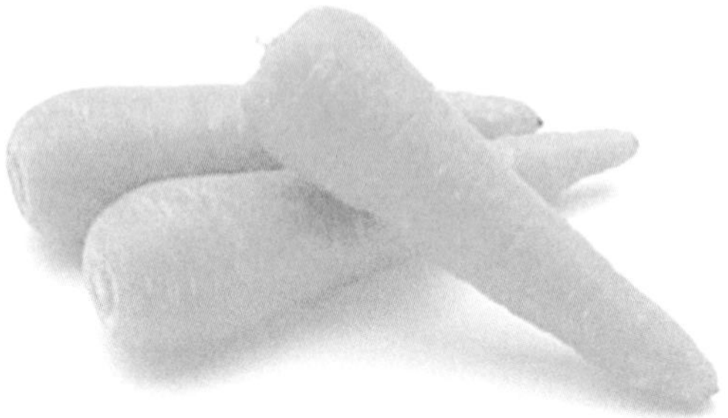

富含維他命C的食物有：綠色花椰菜、高麗菜以及草莓等等。這些食品都很怕加熱，如果放置的時間長一些，或者與鹼性食物放置在一起保存的話，它們所含有的維他命C將被破壞殆盡。

還好，維他命C並不怕酸，只要在加熱時加入一些醋，就能夠很容易的被人體所吸收。

富含維他命C的蔬菜有幾個大敵，那就是：紅蘿蔔、黃瓜以及南瓜。富含維他命C的蔬菜一旦與紅蘿蔔等混合，維他命C就會完全的被破壞。因此在做「紅白蘿蔔

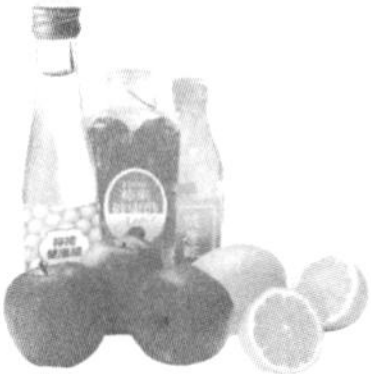

糊」時，爲了防止紅蘿蔔搶走白蘿蔔的維他命C，最好滴入一些醋。

總之，在烹調維他命C含量豐富的食物時，最好加入少許的醋，唯有如此，維他命C才不至於被破壞掉。

維他命E能夠保持血管的年輕，防止動脈的硬化。不過在烹調維他命E含量豐富的食物時，也不要忘了加入一些醋。米酒、大豆油、芝麻油都含有很豐富的維他命E，可是欲大量攝取的話也不容易。所以在油炸物、炒菜裏加一些醋的話，將能夠很輕易的攝取到維他命E。

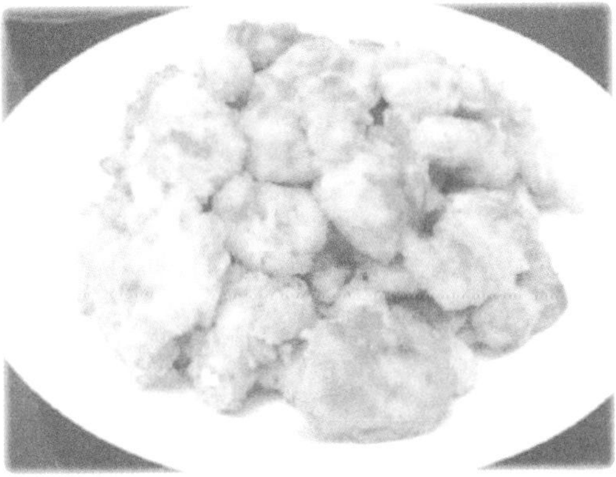

第三節 「超級殺菌力」對於外傷很有效

在很早以前，人們就懂得使用醋醃食物或者把食物浸醋後再烹調，由此可見，醋具有很大的殺菌力。

舉個例子，那些最容易在食物中繁殖的細菌，都很難在醋液中生存十分鐘以上。正因爲如此，在還沒有冰箱的時代裏，只好使用醋保存食物。在那個時代裏，也有人使用醬油以及味噌保存食物，但是在效果方面比醋差很多。

醋不僅能夠用來保存食物，對於傷口的再生以及疾病的預防也很有效。跌倒而受傷時，不妨使用一塊脫脂棉或者紗布沾著醋液，輕輕的擦拭傷口，或者利用醋來塗抹傷口，如此就能夠使傷口早日癒合。那是因爲醋能夠促進組織蛋白（傷口的再生所必要者）合成的緣故。

◎能夠驅逐口腔內與消化器的有害細菌

醋的殺菌作用對口腔內與消化器的有害細胞也能夠發生效果。爲了達到這個目的，只要多吃一些利用醋烹調的食品就行了。醋也能夠防止附著於牙齦的食渣腐敗，並預防口臭，以及齒槽膿痛症的發生。

在腸道裏面，醋能夠使大腸菌等的有害細菌減少，提高腸道的消化吸收能力，又能預防便秘症的發生。

第四節　醋的主要成分「醋酸」能增進食欲

製造醋的步驟爲：把醋酸菌放入酒裏，經過數個月後，才能夠發酵而成熟，而變成我們平常所使用的醋。

醋所含有的水分超過九成以上。除了水以外，醋酸的含量佔第二位。醋特有的酸味就是醋酸所使然。

除了醋酸以外，醋還有種種的有機酸。這些有機酸混合在一起後，將形成不只是酸的複雜味道。

◎酸的食品將使體質轉爲弱鹼性

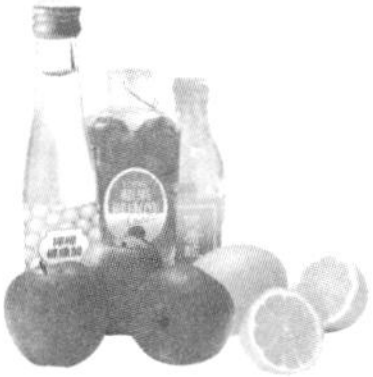

「醋的味道太酸了，所以我不敢喝」，有這種想法的人不在少數。其實這種酸味能夠使唾液以及胃液的分泌旺盛，增進食欲，促進食物的消化。

柑橘類、檸檬、梅子也跟醋一樣，吃起來讓人感覺到一股酸味，因爲它們都屬於鹼性食品，功能是使身體的機能活性化。妊娠的婦女所以喜歡吃酸的食物，乃是身體一種很自然的作用，無非是想把傾向於酸性的體質，恢復到鹼性而已。

處於健康狀態的身體都保持弱鹼性。到了最近，由於飲食生活的歐美化，以及受到焦躁、緊張心理的影響，我們的身體逐漸的在酸性化。

身體一旦傾向於酸性，血液就會變成混濁，導致高血壓以及膽固醇增加的原因。攝取醋以後，不但血液與身體會傾向於弱鹼性，中性脂肪的蓄積也將被抑

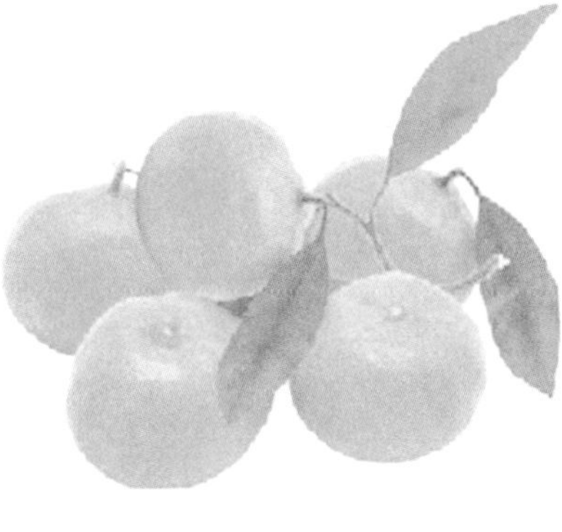

制，所以血液就會變得潔淨。正因爲如此，當你想要吃酸的食物時，那不外乎是身體給你的一種信號：「體質已經傾向酸性了，快攝取酸的食物吧！」這時，你就應該積極地攝取醋，使體質再度恢復到弱鹼性。

就算不喜歡吃酸的人，亦可以選擇比較不酸的醋服用。總而言之，每天都攝取一些醋，或者利用醋烹調的食品就可以了。

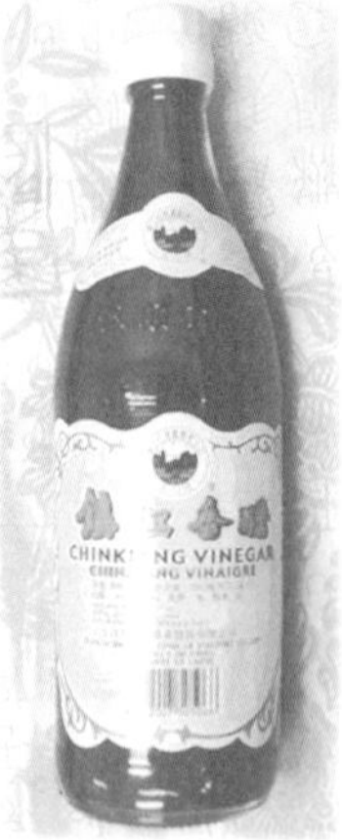

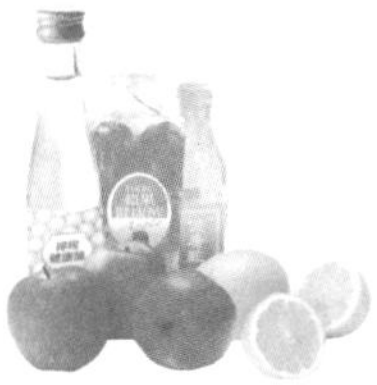

第五節　醋含有的「檸檬酸」對糖尿病很有幫助

所謂的「糖尿病」又稱爲富貴病，在以往是少部分人才會罹患的疾病。不過到了最近則完全變質了，由於講求美食的人越來越多，又加上營養過剩，吃太多以及運動量不足等原因，罹患糖尿病的人越來越多。

在人類的體內，糖質（碳水化合物）、脂肪、蛋白質燃燒之後才會轉換成能量，而變成一切活力的來源。在這三者之中，糖質將獲得胰島素（胰臟所分泌的一種荷爾蒙）的協助，被體內的各組織所吸收，而轉換成所謂的「能源」。

罹患糖尿病以後，由於能源不足，身體很容易感到疲倦，喉嚨會感到很乾，排尿次數也會增多。一旦罹患了糖尿病必須長期注射胰島素，而且又必須節制飲食，也不能任意的吃自己喜歡的食物。

◎醋所含有的檸檬酸，能把糖質轉換成能源

爲了避免罹患糖尿病，必須採取營養均衡的飲食方式，並且適當的運動。最好把醋放入每日的飲食生活。醋所含有的檸檬酸能夠使進入體內的食物充分的燃燒，提高糖質的利用率，同時不會使有害物質殘留於體內。所以能夠大幅度的減少糖尿病的罹患率。

很多人都說「醋卵」對於糖尿病很有好處。方法是：把帶殼的蛋浸入醋液裏面，待蛋殼溶化了以後，再飲用那些蛋加醋的液體，但必須稀釋後才能夠飲用。

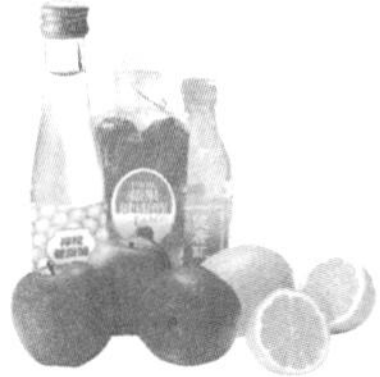

第六節　利用醋來代替鹽，可預防高血壓

日式的飲食含有平均的營養，對於想減肥的人也很有幫助。如今，世界各國都不約而同地把日式飲食法當成寶典，聲稱它是最完美的健康飲食。不過，日式飲食也有它的缺點，就是它含的鹽分比較高。

例如醃漬食品、味噌湯、油炸食品等等都含有不少的鹽分。世界保健機構（WHO）所提倡的每天攝取鹽量爲五公克，而日本人每天所攝取的鹽分卻高達十二～十三公克，實在太多了。

攝取過多的鹽分不僅會使血壓升高，如果置之不理的話，將會引起心肌梗塞或者腦梗塞。

◎醋能夠增強鹹味，增進菜餚的風味

很多人都知道爲了健康著想，必須減少鹽的攝取量，但是又吃不慣清淡的食物。如果你就是這樣的話，那就不妨多多的利用醋。

加入醋的菜餚，不僅能夠使鹹味增強，又能夠增進菜餚的風味。因爲它能夠補足減少的鹽分，所以能夠增進菜餚的風味。

平常多攝取醋的人，攝取鹽的量就會自然的減少。由此不難理解，爲了減少鹽分的攝取，醋是一種必要的調味品。所謂的「減鹽菜單」不必想得很複雜，因爲這並非很困難的一件事情。舉個例子：燙蔬菜的時候，不要加入太多的醬油，而多加入一些醋；烤魚時也是如此。只要這樣做，不但能夠減少鹽分的攝取，有助於健康，並且能增進食物的風味。

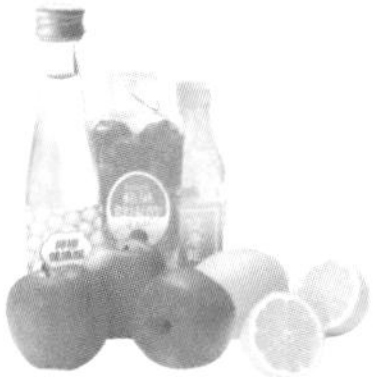

第七節 「類氨酸」、「炳氨酸」等能使混濁的血液變得潔淨

最近出版的保健書刊總是提到「潔淨的血液」以及「混濁的血液」。在正常狀態的血液都很潔淨，而混濁血液則很容易在血管壁累積中性脂肪以及膽固醇等的脂肪。

脂肪累積於血管壁以後，血液的循環就會變得不通暢，因此很容易引起動脈硬化、心肌梗塞、腦梗塞等的可怕疾病，也有可能罹患糖尿病或者高血壓。

有如往昔的日本人一樣，只以魚類與蔬菜爲主食的生活方式，就不必耽心血液變成混濁，但是最近的人多數以肉類爲主食，又時常外食，以致在不知不覺中增加了膽固醇的攝取量。

◎為了使血液潔淨，每天最好攝取醋

醋的作用叫人刮目相看。因為它能夠阻止對人體有害的膽固醇之形成，卻能夠增加對人體有益的膽固醇。

醋所含有的賴氨酸、丙氨醋，以及白氨酸就具有抑制脂肪的合成，使脂肪不易附著於脂肪細胞。

也就是說，醋具有足夠的力量擊退對人體有害的膽固醇。同時，它亦能夠使傾向於酸性的血液變成鹼性。

為了降低膽固醇，必須減少動物性脂肪的攝取，並且定期的運動。但是對很多人來說，運動要

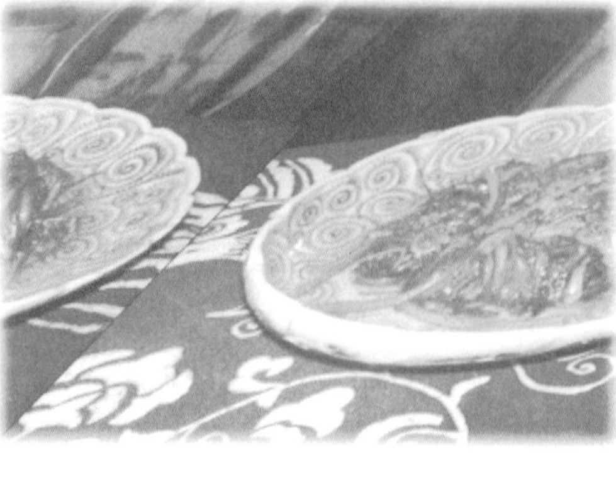

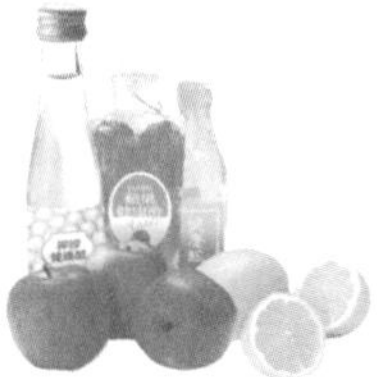

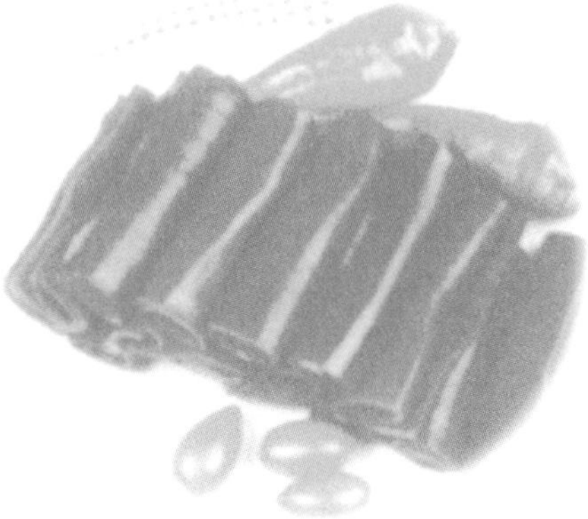

長期持續下去並不簡單。

所以在吃肉類時最好避開有很多脂肪的部位，同時也吃一些使用醋調味的海藻以及沙拉。

只要每天持續不斷的吃醋，就不難使血液變得潔淨。醋很適合跟蔬菜與海藻搭配。所以欲多攝取一些醋時不妨利用海藻與蔬菜。

第八節　醋加維他命C能消除焦躁與緊張

像工作以及人際關係、與鄰居的磨擦、環境的變化……等等緊張與焦躁的原因有很多種。這些似乎並非很重大的事情，但是置之不理的話，很可能會損及身體的健康。

在工作方面長久不順利的結果，只要一想到必須到公司上班，有不少人往往會引起腹痛。絕大多數的緊張與焦躁，最容易傷到胃腸，所以置之不理的話，很可能會導致胃潰瘍或者十二指腸潰瘍。

欲解除緊張與焦躁的話，最好的管道就是消除其主因。如果你感到很難做到這點的話，那就只好從身體著手！

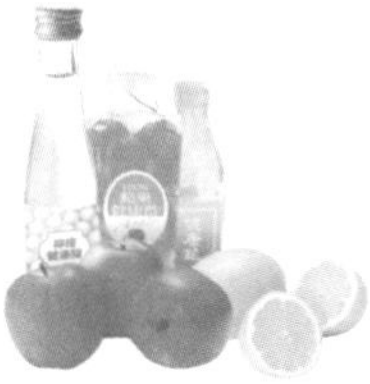

◎感到焦躁緊張時，應該吃些什麼呢？

爲了使身體與精神保持正常的均衡狀態，必須多攝取一些鈣質等的礦物質類。

醋具有促進鈣質等礦物質的吸收作用。所以在煮雞翅膀時最好加入一些醋，就連吃小魚乾時也應該加入一些醋，唯有如此，才能夠完整的吸收到鈣質以及礦物質。

越是強烈地感覺到緊張與焦躁，越會大量地消耗掉體內的維他命C，所以此時，應該積極的攝取含維他命C豐富的食品，以便盡快的消除緊張與焦躁。

醋所含的檸檬酸能夠消除精神方面的疲勞，所以食用含有醋以及維他命C的食物最有效果。

遇到這種狀況，最好吃「生魚片加蔬菜」。這一道菜做起來很簡單。只要使

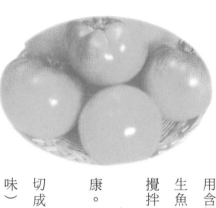

用含維他命C豐富的綠黃色蔬菜，搭配旗魚、鮪魚等的生魚片，再加上鹽、胡椒、紅葡萄酒、薑汁、橄欖油，攪拌一下就可以了。

如果再加上番茄或者洋蔥的話，將更能夠促進健康。

遇到神經太過於亢奮以致睡不著時，不妨把小黃瓜切成細薄片，再放入醋液（可加入一些糖，以輕減酸味）浸幾分鐘再吃。如此就能夠很快的睡著。

如果失眠症比較嚴重的話，不妨吃「牛奶・杏仁・花生米」，如此的話，催眠的效果將更為良好。

不過，一次不能吃太多。因為胃裏有很多食物的話，反而會影響到睡眠呢！

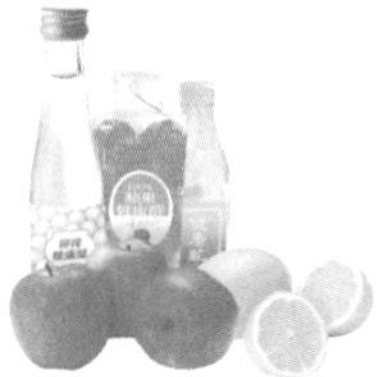

第九節　醋的鹼性能使你不知疲勞爲何物

運動健將等絕大多數激烈地運動身體的人，一向都很積極的在攝取「醋」。因爲激烈的運動會使人大量的消耗能源，而不完全燃燒的營養，將變成餘渣（乳酸）殘留於體內的緣故，所以很容易使人感覺到疲勞。遇到這種狀況，應該多攝取一些醋。因爲醋所含有的檸檬酸能夠分解乳酸。

有些人雖然沒有從事激烈的運動，但是時常在喊「好累……好累……」，諸如這一類的人，很可能是攝取的營養有「偏差」。他們吃大量的肉、魚、蛋類，卻很少吃蔬菜、海藻等鹼性的食品。如此，身體很容易傾向於酸性。

以身體的狀態來說，維持弱鹼性最爲良好。一旦體質傾向於酸性，疲勞就會不停的累積下來。而鹼性食品的醋就能夠防止體質傾向於酸性。

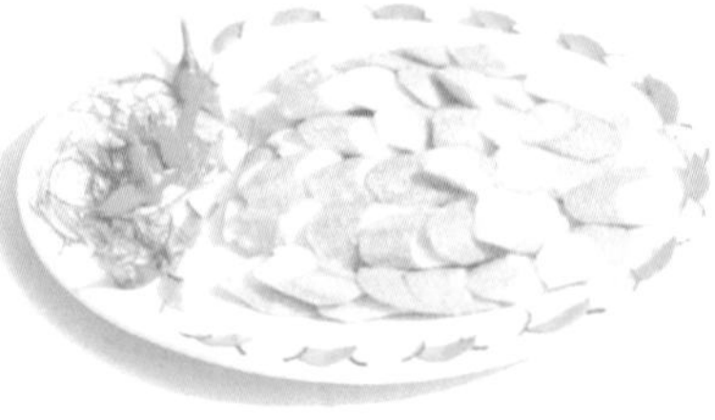

◎恢復疲勞的黃金菜單爲「薑・醋」食物

整天面對著電腦工作的人，身體雖然不會感到很疲倦，但是腦部卻會感到很勞累。遇到這種狀況，最好多吃一些甜品、穀類食品。對腦部來說，唯一的能源爲糖質，所以就算吃一點點，對於恢復疲勞也有幫助。

不過，糖質被消化與吸收的速度很快，因此血糖值會急速的上升，同時，血中的胰島素濃度也會快速上升。此時，只要攝取一些醋，就能夠控制糖質急速的被吸收。

換句話說，爲了快速恢復疲勞，最好吃糖質搭配醋的食物。以這一點來看，

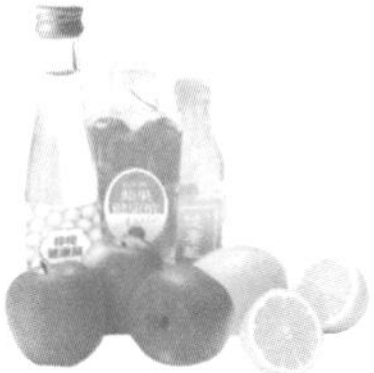

吃壽司最爲理想。若是吃麵包，則以麵包搭配醋醃脆瓜，或者糖醋薑最爲理想。

如果上述的吃法再搭配瘦豬肉的話，由於瘦豬肉含有很豐富的維他命B（號稱爲迅速恢復疲勞的維他命），所以能夠很快速的消除疲勞。

米飯加上醋醃瓜（或者醋醃薑），再加上瘦豬肉，可說是最優良的消除疲勞的食物。

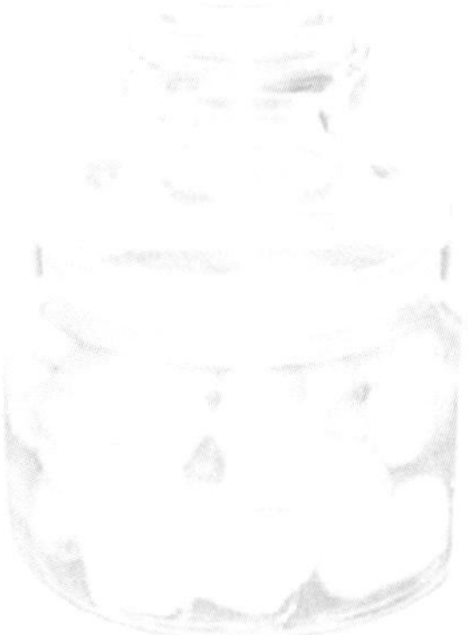

第十節　「醋酸」能大幅度提高鈣質的吸收率

如果你爲了芝麻小事就感到坐立不安，終日惶惶然的話，那很可能是鈣質不足所使然。鈣質不只能夠製造骨骼，使它健壯，同時也能夠解除不安的情緒，使人鎮定下來，也能夠控制體液於正常的狀態。

體內的鈣質一旦感到不足，肌肉以及神經的作用就會失常，骨骼也很可能變成中空而脆弱，招致一般人所謂的骨骼疏鬆症。

尤其是女性在生產之後最容易招致骨骼疏鬆症，所以要特別的注意。

人體無法製造鈣質，所以必需從每天的飲食攝取。但是鈣質很不容易被消化吸收，因此就算大量攝取，體內也只能夠吸收30～50％。

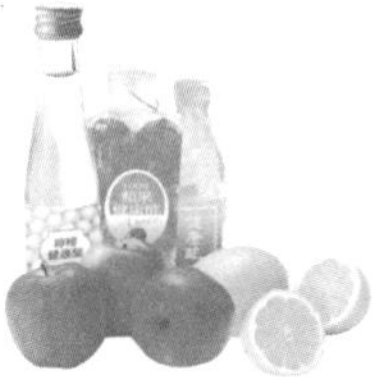

而且以蛋白質爲例，加工食品含有大量的磷，如果攝取過多，又加上運動不足的話，將使鈣質大量的流失。

爲了很有效率的吸收鈣質，必須在平常就多攝取一些醋以及維他命C。醋所含有的醋酸、檸檬，以及梅子所含有的檸檬酸能夠刺激胃腸，並且促進消化液的分泌，藉此提高鈣質的吸收率。

◎講求烹調法，上乘地攝取醋以及鈣

一提起含有豐富的鈣質的食物，很多人都會不約而同的想到魚。魚骨本來是必須扔掉的，但是，只要使用醋烹調魚骨就會變得柔軟而很容易食用。

如果是小魚的話，那就可以整條吃，可以攝取到很多的鈣質。

煮雞翅膀時，只要加入一些醋，雖然雞骨不至變得柔軟可吃的程度，但是由於使用了醋，雞骨所含有的鈣質就會被大量的溶解於煮汁裏面，所以能夠充分的吸收到鈣質。

除此外，只要在烤魚、烤肉，或者在豆腐上淋一些醋醬油，或者在煮海帶、油菜時加一些醋，就可以攝取到不少的鈣質。

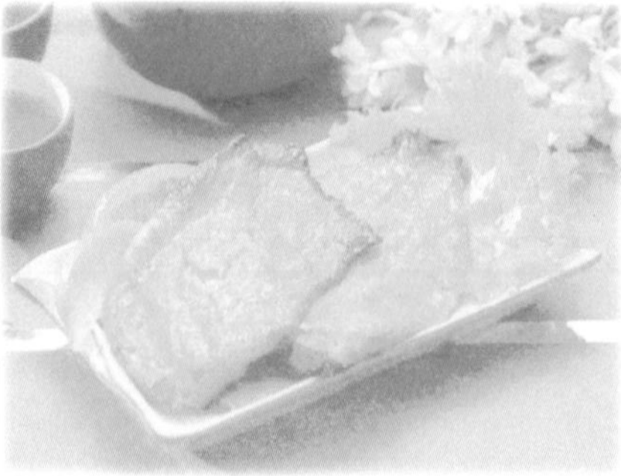

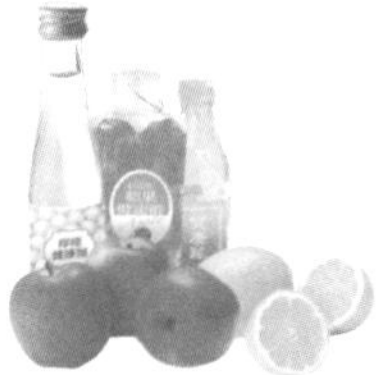

第十一節　吃使用醋烹調的下酒菜，能夠避免宿醉的發生

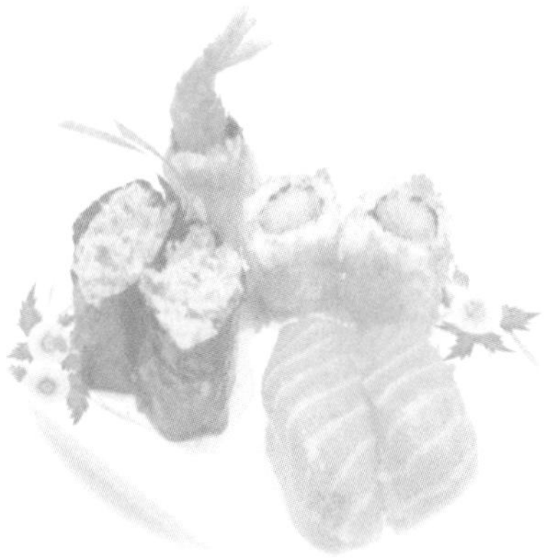

不管如何高級的酒宴，一旦喝過量就會招來痛苦的宿醉。在喝酒的翌日整天感到欲吐，頭腦會變得不清楚，好似還沒有睡醒一般……。

最近，市面上出現了所謂的醒酒藥，以及防止宿醉的飲品。其實除了服用這一類的藥物、飲品之外，還有更簡單的防止宿醉的方法。

那就是在下酒菜裏放醋。在喝酒以前，先吃一些醋海帶、醋煮章魚、壽司，或者淋上美奶滋的沙拉等等，醋能夠使肝臟的作用變得活潑，並且促進代謝的機能。

◎東方人比西方人更容易宿醉

爲什麼在大量喝酒後會有宿醉的現象發生呢？那是因爲內臟分解以及吸收酒精的速度比較緩慢的緣故。進入體內的大部分酒精，被肝臟氧化而分解。在這個最初的階段裏，酒將變成毒性強的乙醛，受到分解酵素的作用之後，再變成醋酸，最後變成碳酸氣與水，而被排出體外。

只要這種分解過程順利，導致惡醉或者宿醉的可能性會減輕到最低的程度。否則的話，導致宿醉或者惡醉的頻率就會增加。

如果再不留心這一事實，每天都大量地喝酒的話，很可能會引起肝硬化等肝病。爲了避免這一點，在喝酒的同時最好也吃一些利用醋烹調的食物，以便保護肝臟。

話雖如此，你如果很難做到，又需喝大量酒的話，那就在喝酒的翌日早晨，在一杯水裏面加一匙醋飲用吧！如此就可以輕而易舉的解決宿醉這個問題。

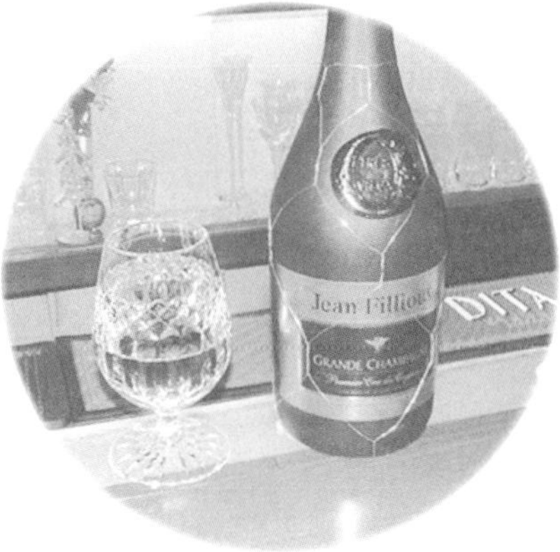

第十二節　「醋酸」能消除食欲不振

我們的祖先在很早以前就已經知道，吃了酸的食物以後，就能夠利用反射作用，使唾液大量地分泌出來。看到檸檬以及梅子時，嘴裏就會充滿了唾液的這種經驗，相信每一個人都有過。

唾液含有消化糖質的消化酵素「澱粉酶」。此種物質能夠使味覺的作用活潑。因此，唾液被旺盛的分泌後，連帶的，胃的功能也會變得活潑，而開始分泌胃液，準備開始消化。也就是說，胃液旺盛的被分泌後，胃的消化體制也會跟著進入「準備」的狀態。

就因爲如此，酸味強的食物具有誘發食欲的作用。就算缺乏食欲，只要是壽司、涼麵，以及使用醋烹調的食物都能夠使人食指大動。

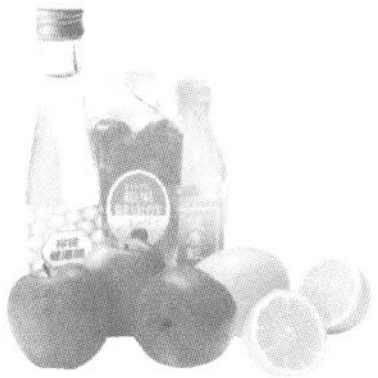

歐洲人在早餐前喜歡喝橘子汁，這也是證明橘子的酸味能夠促進食欲的好例子。

歐洲人也喜歡在晚餐桌上擺一些紅葡萄酒。看了這些具有酸味的葡萄酒之後，同樣的也能促進食欲。

唾液的分泌變得旺盛之後，不僅能夠促進胃的功能，同時在吃使用醋烹調的食物時，由於嘴裏會感到清爽，所以就算缺乏食欲時，仍然可以多吃一些。

◎缺乏食欲時不妨吃壽司，以及利用醋烹調的東西，藉此增進食欲

有些人認爲「缺乏食欲時，大可不必勉強自己吃」。但是在食欲減少，唾液的分泌變得不良以後，胃液的分泌也會跟著減少，所以會導致胃病的發生。

關於這一方面，壽司以及利用醋烹調的食物，由於能夠促進食欲，所以能夠發揮出胃藥般的功效。

但是也有例外的情形，以罹患胃潰瘍，以及胃酸過多症的人來說，由於醋的刺激力過強，不宜飲用生的醋，最好食用少量醋烹調的食物。

尤其是當胃的狀況不好時，絕對不能喝生的醋。爲了保護胃部不宜如此做。

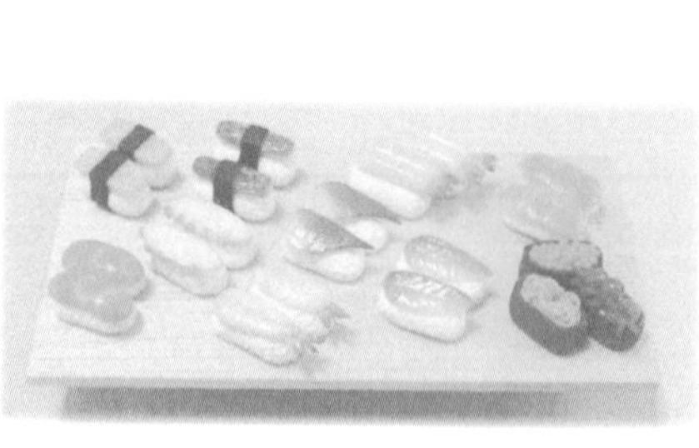

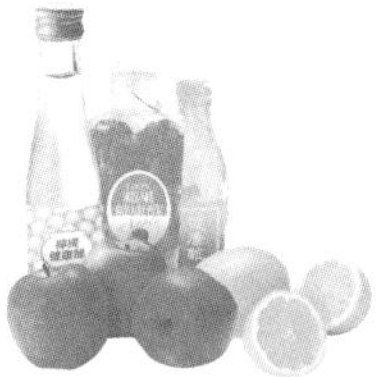

第十三節　醋的抗菌力能治好香港腳

一提起「香港腳」，一般人總以爲那是男性才會罹患的皮膚病。其實這幾年來，爲香港腳而煩惱的婦女也不少。那是因爲女性穿鞋子的時間增長，又有不少婦女喜歡穿長統馬靴的緣故。

長時間穿鞋子的人，或者老是愛穿長統馬靴的人，一旦到了夏天就會在腳趾間長出水泡，以致感到奇癢難忍……。到了這種狀況，妳大概也不好意思穿露趾皮鞋了。

所謂「香港腳」的皮膚病，乃是一種所謂「白癬菌」的黴菌寄生於皮膚而形成的。黴菌最容易在溫度高、濕氣多的地方繁殖。正因爲如此，整天穿鞋子的人最容易罹患香港腳。

◎回家後立刻利用醋洗腳，兩個月內就可以消除香港腳

醋的抗菌力量很強大。只要有效率地利用這種力量，就可以輕而易舉的消除香港腳的症狀。首先，必須要注意的一件事情，就是保持腳部的清潔。

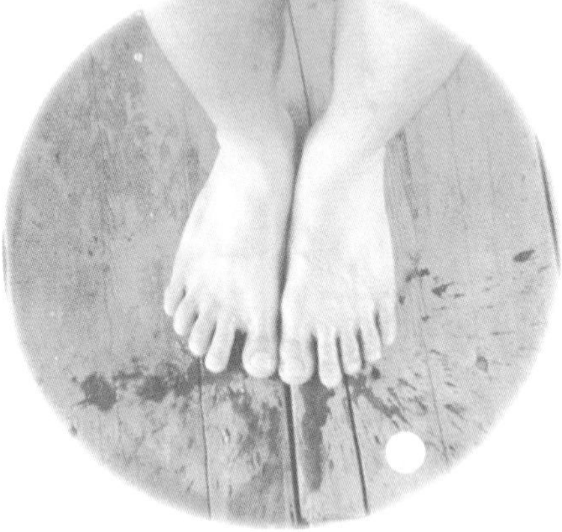

從外面回到家後，第一件事情就是使用肥皂洗淨腳部。在這時，最好使用毛刷沾著肥皂，徹底的把一雙腳以及腳趾間洗乾淨。

接下來，使用大約一臉盆攝氏四十度的溫水，加入兩大匙的醋，再把雙腳放入臉盆裏浸泡大約三十分鐘。只要如此做，香港腳的症狀就能夠獲得相當的改善。

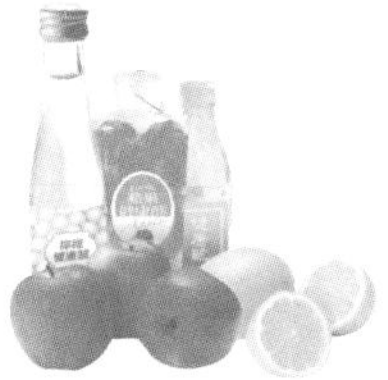

如果症狀特別嚴重的話，不必把醋液稀釋，直接把原液放入鍋裏加熱到攝氏四十度，再把它倒入洗臉盆裏，然後把雙腳放入浸上二十到三十分鐘。

只要經過以上的處置，香港腳的症狀就能夠獲得明顯的改善。不過，在香港腳的症狀獲得好轉以後，仍然不能大意。因爲香港腳的黴菌會潛伏到皮下，很有可能會再度復發，所以最好持續的浸泡半年左右。或許做起來有些麻煩，但是別灰心，持續的浸泡下去。

醋不僅能夠對付難纏的香港腳，亦有抑制臭味的效果。所以擔心腳臭的人也不妨試試。

第十四節 「醋加維他命E」能促進血行

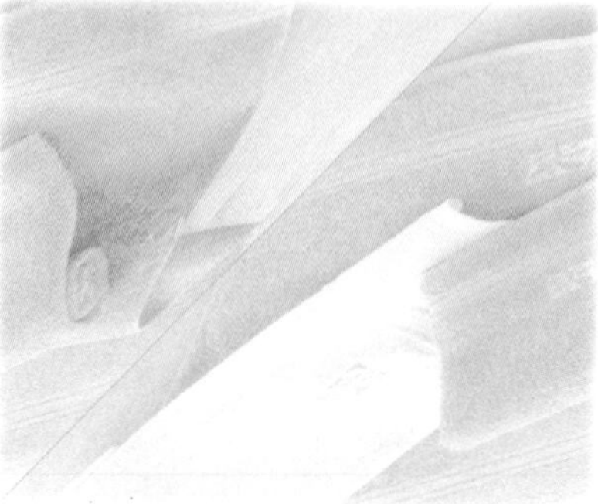

我們身體之能源：糖質、蛋白質、脂肪，一進入體內就會變成葡萄糖。葡萄糖燃燒後就會變成「焦性葡萄糖」，與「草醋酸」結合之後，將變成檸檬酸。此後，檸檬酸仍然會持續的燃燒，經過種種的過程後，再度變化成草醋酸。這種的燃燒過程稱之爲「檸檬酸循環」。

只要「檸檬酸循環」正常就不會發生問題，如果產生些微的問題，使焦性葡萄糖脫離「檸檬酸循環」

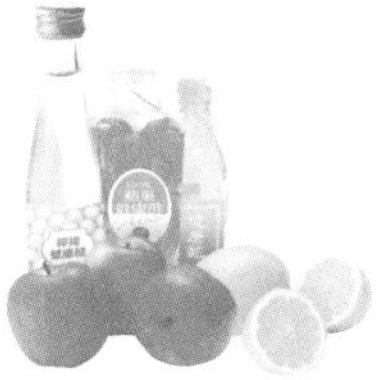

的話，焦性葡萄糖就會變成乳酸。

這種的乳酸大量地滯留於肩膀肌肉的部位，將使人感到肩膀酸痛。乳酸大量地滯留於腰部周圍肌肉的話，將導致腰痛的原因。

換句話說，欲消除肩膀酸痛或者腰痛的話，非得使「檸檬酸循環」正常地運作不可。

我們偶爾能夠看到運動選手在激烈的運動後，吮吸檸檬的情景，那是他們正在補給「檸檬酸循環」所必須的焦性葡萄酸。

醋含有種種的有機酸，這些有機酸也能夠把乳酸分解，使焦性葡萄酸不至於變成乳酸，而把它引進「檸檬酸循環」裏面。

同時，維他命E也有促進血液循環的效果，所以維他命E與醋一起攝取的話，效果將更爲良好。

◎疲勞時即時消除法——利用浸醋的毛巾置於酸痛的部位

欲從身體內部改善病症的話，必須耗費相當長的時間。如果你希望立刻獲得效果的話，那就不妨利用一下浸醋的毛巾。

首先，在大約一千CC的熱水裏放入一大匙的醋。再把一條毛巾浸入加醋的熱水裏面，經過兩～三分鐘後擰乾（不要擰太乾），再把它置於患部。尤其是在洗完澡後使用這種方法最有效。因爲這時的體溫比較高，所以更能夠促進血液循環。

待浸醋的毛巾乾了以後，再把它浸入醋水裏，擰乾再貼於患部。重複幾次後，症狀就可以獲得很大的改善。

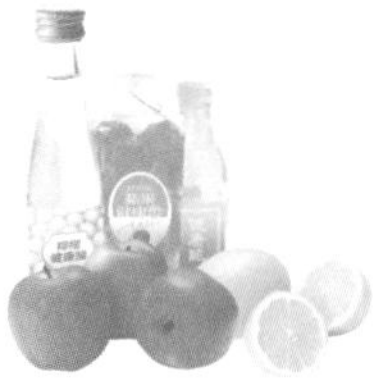

第十五節　「醋酸」能消除與預防口臭

口臭這種症狀，大致上可分爲口腔內的毛病以及胃部的毛病兩大類。以前者來說，如果是蛀牙、齒槽膿漏，以及牙石在作怪的話，必須找牙醫治療。如果原因在於牙齒有食物殘渣的話，那就必須在每餐後都刷牙一次，藉此預防。

不過，最惱人的是後者。消化不良、心口感到焦悶……等等以胃部爲主因的症狀，如欲消除口臭的話，先決條件是使胃的機能恢復到正常的狀態。

醋能夠促進胃液的分泌，使消化過程變得順暢，又能夠消除引起口臭原因的酪酸菌，也就是說，能夠從身體內部消除口臭。

◎如果以胃爲主因的話，多吃一些使用醋烹調的食物，如果是以口腔爲主因的話，不妨使用醋水嗽口

遇到口臭發生時才吃醋是沒有什麼用處的。爲了維持胃的正常機能，非得持續的吃醋不可。如果在煮肉或魚時加醋的話，更能夠保護胃的粘膜而收到雙重的效果。

不僅來自胃部的口臭，吃醋很有效，就是以食物殘渣爲主因的口臭亦很有效。在外出前使用醋水嗽口，或者在外出用餐之後使用醋水漱口，都對口臭很有幫助。使用醋水漱口，不僅能夠消除口臭，亦能夠使口腔變成清爽。

如果你忍受不了一般醋的酸味，那就不妨改用蘋果醋吧！只要把蘋果醋裝在小型的瓶子裏，攜帶起來也很方便。

醋不但能夠消除口臭，對消除體臭也很有幫助。尤其是到了夏天，腋下以及

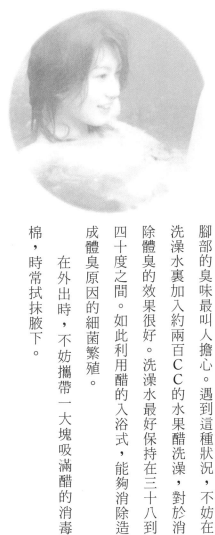

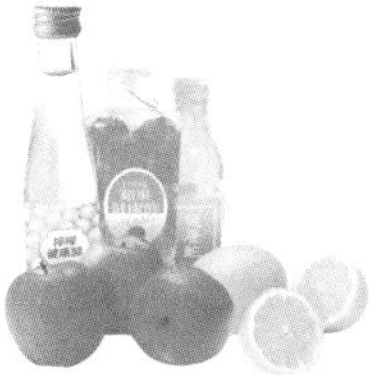

腳部的臭味最叫人擔心。遇到這種狀況，不妨在洗澡水裏加入約兩百CC的水果醋洗澡，對於消除體臭的效果很好。洗澡水最好保持在三十八到四十度之間。如此利用醋的入浴式，能夠消除造成體臭原因的細菌繁殖。

在外出時，不妨攜帶一大塊吸滿醋的消毒棉，時常拭抹腋下。

第二章 醋的美容功能

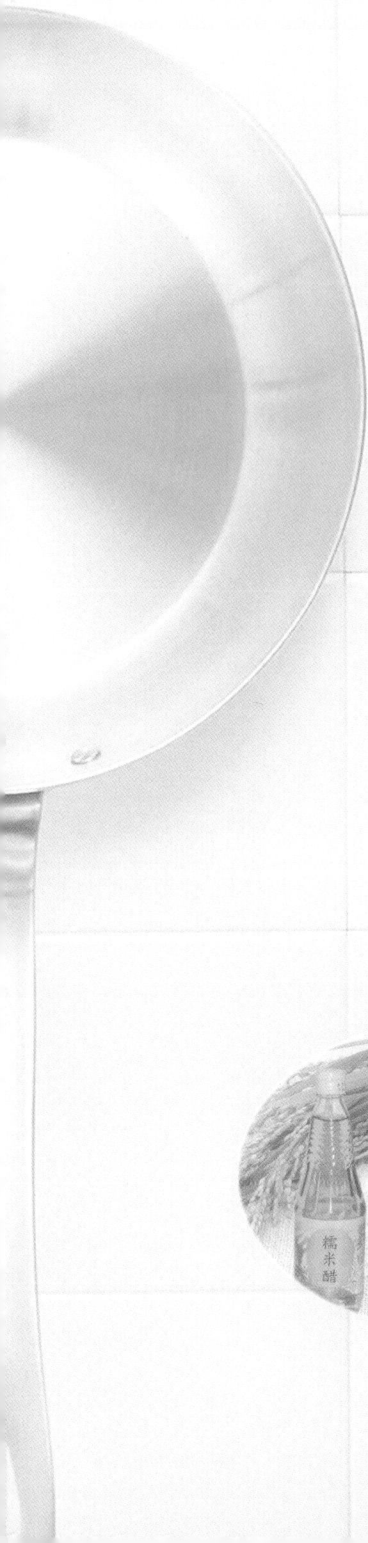

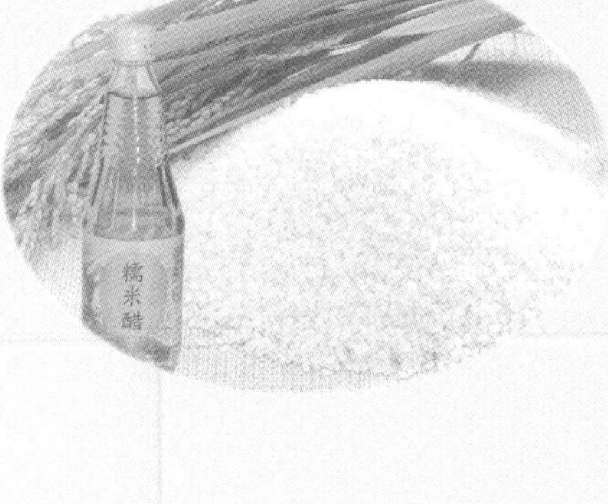

第一節　從身體內部預防及淡化黑斑、皺紋

現今，化粧品業者最主要的訴求是「美白」，因爲女性最渴望擁有美白的皮膚。而黑斑、雀斑爲美容的最大敵人。所謂的「黑斑、雀斑」，乃是指拉寧色素沈澱於皮膚而形成的東西。但是有黑斑的人不必太悲傷，因爲只要多攝取維他命C，就可以抑制美拉寧色素的生成。

不過，維他命C很容易被氧化，又忌諱加熱與鹼性的東西，所以在烹調時必須特別的注意。但是，只要使維他命C與醋搭配，就可以很有效的攝取到維他命C。

爲了預防黑斑的出現，攝取維他命C與醋最爲有效。對於已經形成的黑斑，

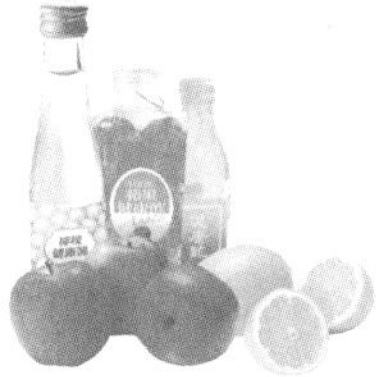

可使用比較溫和的醋（例如蘋果醋）直接塗抹於皮膚。

採取直接把醋塗抹於皮膚的方式，必須先測試一下。那就是使用一根棉花棒沾少許醋塗抹於皮膚上面，觀看情形。如果經過一整天後，皮膚仍然不疼、不痛，或者紅腫的話，那就可以每天持續的塗抹下去了。

使用溫和的醋直接塗抹於皮膚上面，藉以消除黑斑、雀斑的方法，必須每天持續的塗抹兩次（早晚各一次），不能夠間斷，所以需要有耐心。如此經過幾個月以後黑斑、雀斑就會變得很淡，甚至看不出來。

◎對於老化現象的皺紋，可使用醋與膠原蛋白促進皮膚的新陳代謝，消除皺紋

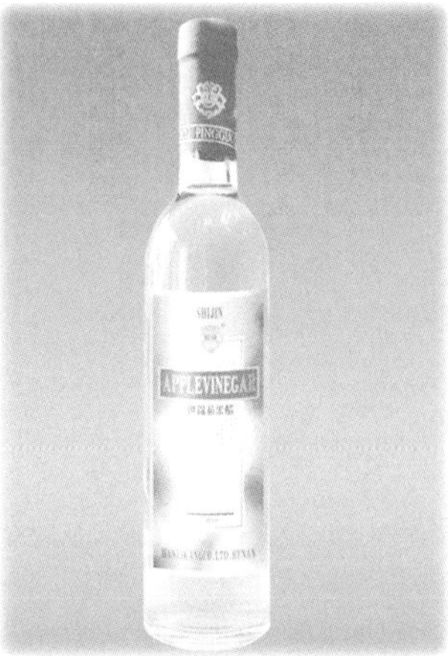

雀斑與黑斑固然是美容的大敵，但是象徵皮膚老化的皺紋也叫人討厭。對付皺紋除了利用塗抹美容品的方法之外，也可以利用攝取醋加膠原蛋白的方式，從身體內面防止老化，消除皺紋。

爲了使皮膚的機能活性化，藉此緩和老化，攝取多量的膠原蛋白最爲理想。所謂的「膠原蛋白」多含於動物的外皮與骨骼，很容易溶於水。

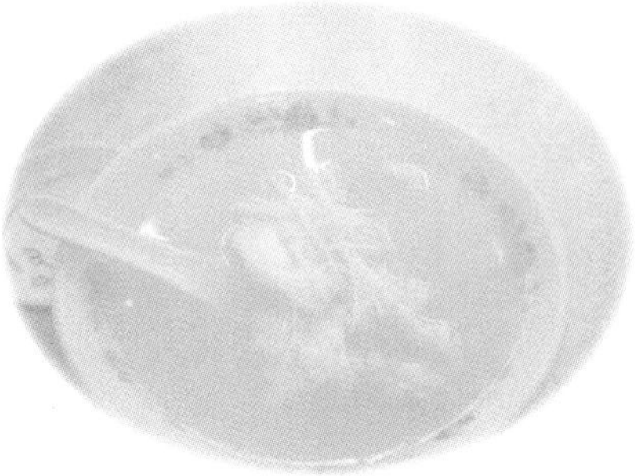

因此，爲了美化皮膚應該多喝雞翅膀湯以及魚湯。

同時不要忘了在煮雞翅膀湯以及魚湯時，滴入一些醋。因爲醋所含的檸檬酸能夠促進皮膚的新陳代謝，夠幫助皮膚年輕化。

第二節　利用醋的殺菌力消除面皰

青春期很難避免的面皰，不外乎是由於荷爾蒙失衡所引起。話雖如此，就算在成年以後，遇到便秘等新陳代謝的惡化，或者在一連串的失眠後，皮膚變得粗糙時，皮膚上面亦會浮現面皰。

只要在每天的飲食中多攝取一些醋，就可以很有效的預防便秘。但是欲防止面皰發生的話，不僅可以使用內服醋的方式，亦可以同時採取「外塗」的方法，以提高皮膚表面的新陳代謝，藉此完全治好面皰。

一旦號稱「面皰桿菌」的化膿菌堵住毛孔時，就會使人長出面皰。醋除了具有殺菌效果之外，又能夠使受到細菌損害的皮膚快速的再生，所以對於欲防止以

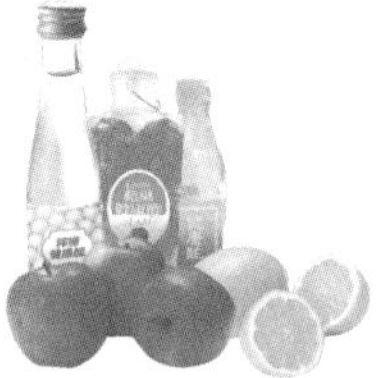

及治好面皰的人很有幫助。

◎使用醋水洗臉的方式消除面皰桿菌

欲消除面皰的話，不妨使用「醋水洗臉」。在洗臉盆裏放入等量的醋與清水，然後用它來洗臉。如果你感覺到自己的臉很髒的話，那就先使用一般的洗面乳洗淨臉部後，再使用「醋水」清洗一次。

除此之外還有一個辦法。那就是使用醋的敷臉法，先使用淨水把醋稀釋三～四倍，再把一張紗布剪成臉部的大小，在眼睛、鼻孔，以及嘴巴的部位挖孔，再把它放入醋水裏浸幾分鐘，稍微擰乾就貼在臉上面。

大約十分鐘後，就可以取下面膜。再使用冷水沖洗一下就可以了。

在實施上述兩種消除面皰的美容法以前，最好使用醋塗抹於手部測試，看看是否會發紅或者腫脹，如果會的話，那就不宜使用上述的兩種方法。

第三節　使用醋做成「美膚乳液」護膚

正常的皮膚都保持弱酸性。一旦皮膚傾向於鹼性的時候，將很容易引起皮膚方面的問題。

通常，我們在早晨起床後所使用的香皀、洗面乳等清潔劑，絕大多數含有分解髒污的鹼性成分。如果在洗臉時能夠充分的沖洗，那就沒有什麼問題。如果皮膚表面還殘留鹼性成分時，將造成皮膚粗糙的原因。

遇到乾燥、營養不良、睡眠不足等因素，而使皮膚變得粗糙時，你不妨以醋代替化粧水來塗抹皮膚。利用醋製成的化粧水能夠保持皮膚於弱酸性，所以能使皮膚看起來光澤又細白。

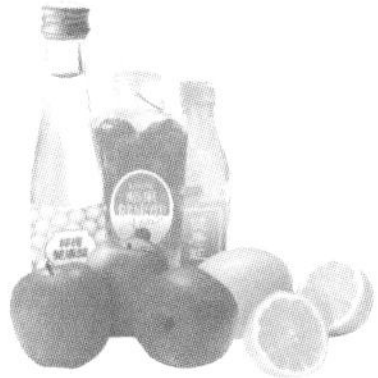

使用淨水稀釋醋於十倍到一百倍之間，在洗臉以及洗澡後使用它來塗抹皮膚。

當你感到全身的皮膚變得乾燥時，不妨在入浴以前，把兩～三匙醋加入洗澡水裏，再用它來洗澡。如此一來，你的皮膚就能夠獲得大幅度的改善。

◎利用醋與甘油製成具有保濕效果的乳液

醋不僅能夠製成化粧水，也能夠用它製成保濕用的乳液。原料是水果醋與甘油（西藥房有出售）。

以一CC甘油，五CC醋爲比例做成乳液。由於醋的殺菌作用加上甘油的保濕效果，此種乳液的功效比市售乳液的效果更爲良好。不過，由於這種自己製造的乳液不含有防腐劑，所以不能一次做太多，以便在短期內使用完。

爲了安全起見，在使用這種乳液以前，最好先在手部測試一下，確定沒有不良作用，方才使用。

第四節　洗髮後，使用醋潤絲，以中和鹼性

「我爲了頭髮以及頭皮著想，一向使用天然的肥皀洗頭髮。但是在洗髮後，頭髮有時會打結，很不容易梳理。」有不少人這樣說。

使用天然的肥皀洗髮總是有這類的問題。那是因爲肥皀的鹼性成分太強，所以在洗髮後，頭髮很容易打結。遇到這種狀況，只要使用醋潤絲一次，殘餘在頭髮的鹼性將被醋中和，使頭髮變得更好梳理，並且充滿光澤。

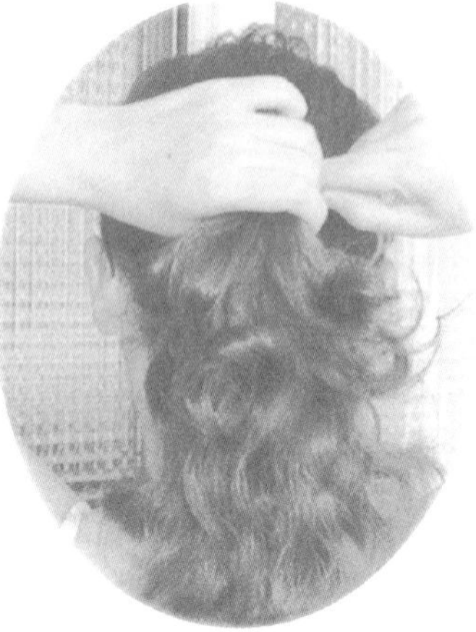

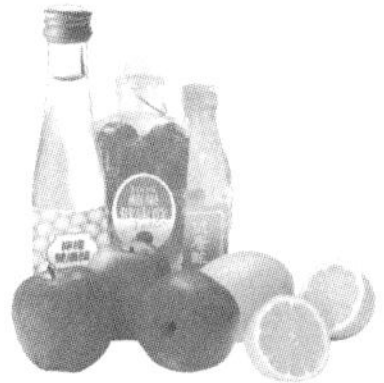

只要在一臉盆的清水裏，放入一大匙的醋，就可以利用這些水來潤絲。在洗完頭髮後，再利用這一盆醋水沾濕頭髮，一面使用手指按摩頭皮。經過十分鐘後再使用清水洗掉就可以了。

第五節　使用醋按摩頭皮就可以減輕掉髮的症狀

有些人雖然每天都洗頭，但是仍然會長頭皮屑，遇到大量流汗的炎夏，以及空氣比較乾燥的冬天，都會使人很容易長出頭皮屑。雖然很勤於洗頭，還是擺脫不了，這不外乎是維他命B_2不足的原因。

多含維他命B_2的物有—牛奶、雞肝、納豆、黃豆、蛋、小麥胚芽、芝麻等等。爲了防止長頭皮屑，除了積極的攝取這些食品以外，更應該多攝取一些醋，使「檸檬酸循環」恢復正常，以便迎接維他命B_2。再一方面少吃肉類、牛油，以及含糖分高的糕餅類食物，就可以更有效果的防止頭皮屑的產生。

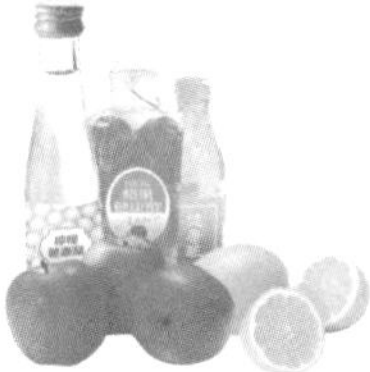

◎浴室內放置醋，以便隨時做頭皮按摩

有如上述一般，從身體內部預防頭皮屑的產生固然很重要，但是另一方面也可以進行頭皮按摩。

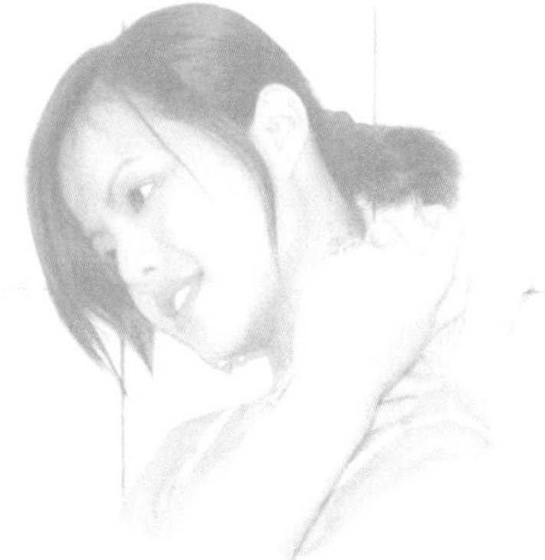

使用洗髮乳洗淨頭皮的污物以及油脂後，再用醋的原液，或者稀釋成三～四倍的醋水，把它塗抹在頭髮上面，再使用指腹進行按摩。

尤其是在容易長出頭皮屑的地方，更要仔細的按摩。但是最好以指腹進行按摩，不要使用指甲猛抓頭皮，才不會傷及頭皮。

如此的按摩以後，不但能夠促進頭皮的血液循環，更能夠藉醋的抗菌作用，消除雜菌的繁殖，保持頭皮的清潔。此種利用醋的按摩方式，不但適合容易長出頭皮屑的人，對因掉髮而苦惱的人也有幫助。

有時，精神方面的焦躁、緊張與肉體的疲勞也會造成掉髮與頭皮屑的產生，所以盡可能保持精神與肉體方面的輕鬆。最近流行的染髮也會導致頭皮屑的過多，因此最好別過度的染髮。

第三章 醋有哪幾種？

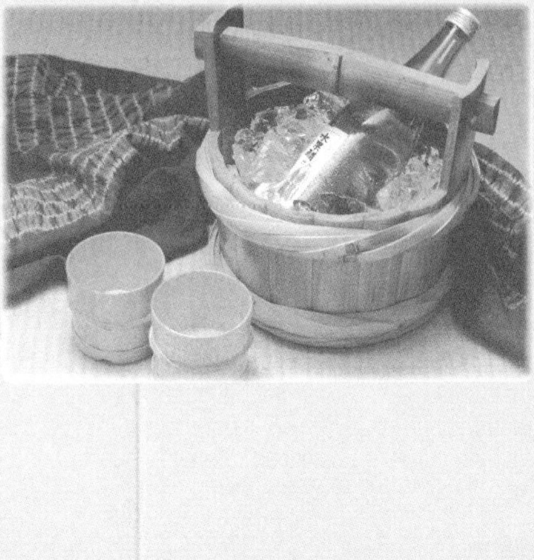

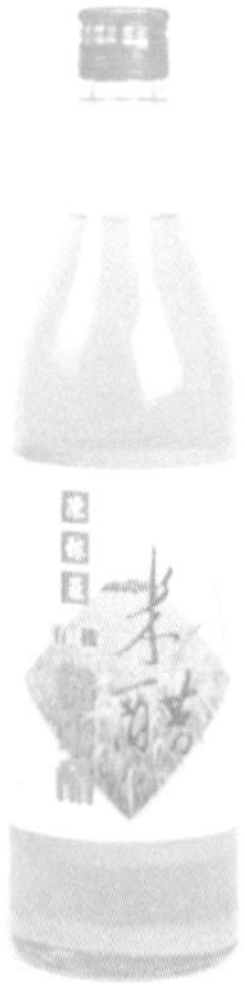

(一)糙米醋——不使用精製白米，只以糙米為原料製成的醋稱之為「糙米醋」。製造白米時都要去掉胚芽，這是很可惜的。因為胚芽含有稻米發芽時所必要的營養素，所以大家都說糙米含有豐富的營養。製造糙米醋時也使用胚芽的部分，所以糙米醋所含有的營養比白米醋更為豐富。糙米醋比其他的醋含有更豐富的維他命、氨基酸、礦物質以及鉀，所以它也是一種很出色的健康飲品。

不過，由於糙米的堅硬外殼會妨礙到發酵的過程，所以必須壓碎糙米的表面，藉此促進發酵，所以必須耗費比較長的時間，因此它的價錢比白米醋昂貴。

至今，仍然有許多人不知道糙米醋有一種功效，那就是它能預防高血壓。因為糙米醋具有促進排尿的作用，所以多攝取它，排尿量就會增加。糙米醋的乳酸會吸收鈉，變成乳酸鈉後再被排泄掉。

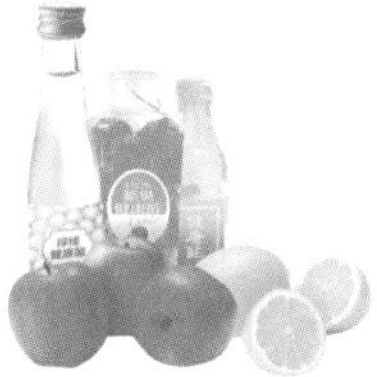

同時，糙米醋所含有的鉀也有助於鈉的排泄。因此，體內過剩的鹽分將被持續的排泄，所以對高血壓的預防有所幫助。

如今，罹患高血壓，不僅僅是高齡者的專利，就是二、三十歲的人也不乏是高血壓患者，爲了防範血壓升高，最好積極把糙米醋引進日常食的生活裏面。

◎它是老少咸宜的健康飲品

糙米醋的顏色比白米醋濃厚，含有的氨基酸也比較豐富，味道方面也比較複雜。因爲它的原料是糙米，所以很適合用來烹調日本以及中國料理。

糙米醋具有抑制血壓升高的效果，所以不妨積極的利用它來烹調各種的菜餚。

一百CC的糙米醋所含的鈉只有二十八毫克。以食鹽來換算的話只有○・一克。這種量絕對不會造成健康上的任何問題。

欲將糙米醋當成健康飲品時，最好加入一些蜂蜜以及少許水果醋，再以糙米醋十倍的水稀釋飲用。雖然生喝醋的稀釋液對於健康很有好處，但是不宜喝太多，每天只能喝兩～三杯（每杯約為一百二十CC左右）。

胃差的人最好少喝些。

(二)**蘋果醋**——顧名思義，這是使用蘋果釀造的醋。這種水果醋的特徵為：它所含有的氨基酸很少，所以不同於米醋，具有一種比較單純的酸味，同時也有一種甜中帶香的味道。

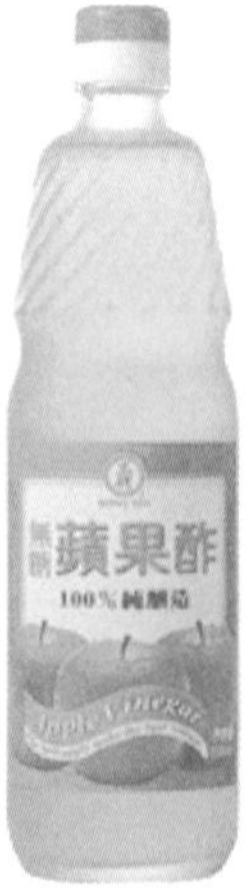

利用熟透的蘋果釀醋時，將能夠讓人品味到白蘭地酒的芳香。

美國的蘋果生產量很多，所以有很多人食用蘋果醋。在該國的巴蒙特地區有所謂的「先覺健康法」，特徵是多攝取蘋果醋。巴蒙特的氣候以不穩定著名，但是它竟然是全世界有名的長壽區域。

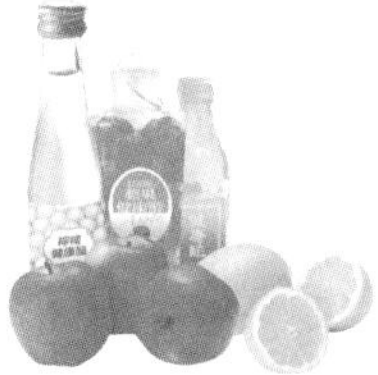

該區居民的長壽秘訣是：多攝取蘋果醋加蜂蜜的飲品，並且多吃海藻類。

比起其他種類的醋來，蘋果醋的鉀含量最爲豐富，對降低血壓最有幫助。亦能夠使糖尿病主因的胰島素不足獲得改善。

蘋果醋也含有很豐富的檸檬酸，對恢復疲勞以及防止肥胖也有幫助。如果在稀釋的蘋果醋裏，加入蜂蜜再喝的話，對身體將產生更爲良好的效果。

依照不成文的規定，一公升的醋加入三百CC的果汁，就可以稱之爲「水果醋」。如果你想品嚐百分之百的「蘋果醋」的味道的話，那就不妨選擇百分之百由果汁製成的「蘋果醋」。

◎從烹調、甜點到飲料，都可以使用蘋果醋

在歐美式的烹調方面，尤其是使用水果的食物、甜點，都很適合使用蘋果醋。如果欲把蘋果醋加入飲料時，最好同時加入一些蜂蜜或者優酪乳。

㈢**黑醋**——以引起「吃醋」的旋風來說，「黑醋」所扮演的角色可說最爲重要。從幾年前開始，各種媒體就大肆報導「吃黑醋」的好處。報導的最主要內容不外乎是「減肥很有效」、「含有大量的氨基酸」。如今，藥房的健康食品架上幾乎都擺有黑醋。

黑醋約有七成使用糙米製造。因此，有些人認爲黑醋與糙米醋差不多，其實兩者之間仍然有所不同。

使糙米醋經過比較長的時間，使它更成熟而顏色變黑者，方才稱之爲「黑醋」。

製造黑醋的原料有糙米、大麥等等。根據不同的原料以及製造的方法，黑醋的顏色各有不同。總而言之，就像咖啡或者紅茶一般呈現茶褐色。

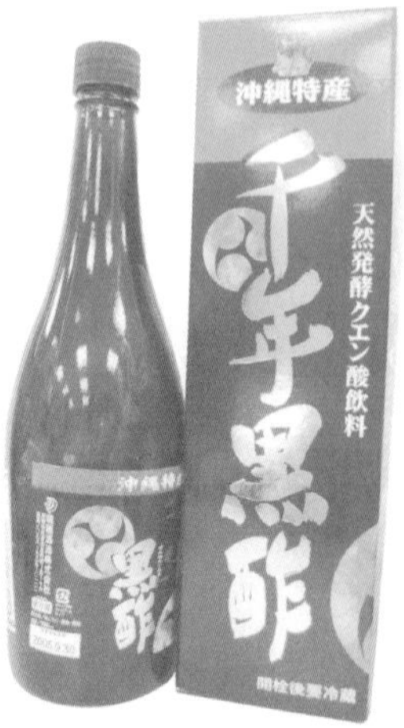

因爲黑醋成熟所需要時間比較長，所以比其他種類的醋，具有更香醇而宜人

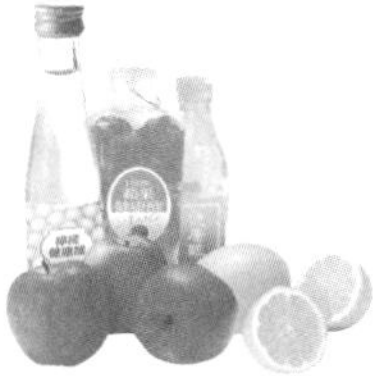

的味道；比起其他種類的醋來，黑醋含有好多倍的氨基酸。尤其是中國鎮江生產的黑醋更特殊。因為鎮江黑醋使用糯米製成，所以含有纈氨酸、白氨酸、異白氨酸等的人體必需氨基酸，氨基酸的含量是糙米醋的數十倍。

日本的鹿兒島也是黑醋的盛產地。當地人不僅把黑醋當成調味品使用，亦把它當成治療感冒的常備藥。

鹿兒島的黑醋製造方法也很獨特。他們把蒸熟的米、麴、山泉水同時放入大壺裏面，再放置於陽光下一年以上，使它自然發酵。

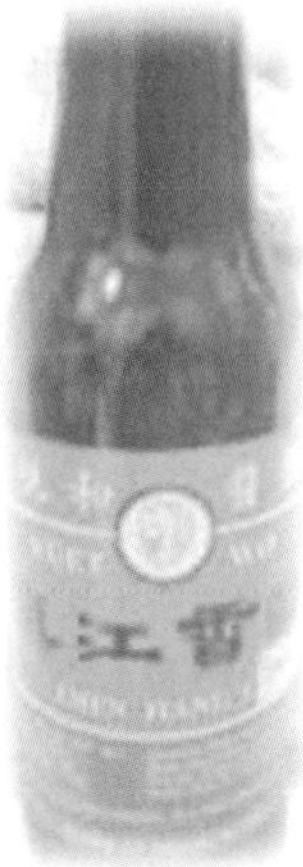

一般普通的醋，在米的糖化後，必須經過酒精發酵、酸發酵的過程，但是鹿兒島人製造的黑醋，從頭到尾都在一個容器中進行。

◎黑醋搭配油脂食用，對減肥有幫助

黑醋富含的氨基酸，最大的功能是使血液潔淨、使血液循環順暢。如此一來，代謝就能夠變得良好。除此之外，還有一種叫人感到很興奮的效果。那就是油脂一旦與黑醋混合以後，油脂的粒子會變細。由於代謝能夠變得良好，所以從食物所攝取的油脂，立刻能夠被當成能源使用。因此，油脂很難停留在體內。

所以在烹調肉類時，最好使用一些黑醋。

㈣**酒糟醋**——最近，酒糟醋又被傳言爲含豐富氨基酸的食品，以致倍受注目。

日本的沖繩有一種號稱最古老的蒸餾酒——泡盛。所謂的「酒糟醋」就是從「泡盛」酒糟抽出來的醋。

沖繩高溫而多濕，使用普通的麴釀酒的話，很容易腐爛，所以使用黑麴菌釀

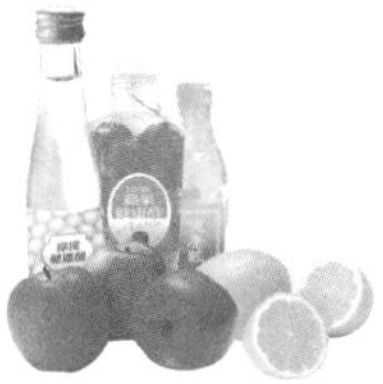

酒。這種黑麴菌會產生大量的檸檬酸，以防止雜菌的繁殖，藉此釀出美味的酒。

利用含大量黑麴的「酒糟」製成的酒糟醋，並不像一般的醋以醋酸爲主要成分，而是以檸檬酸爲主要成分。

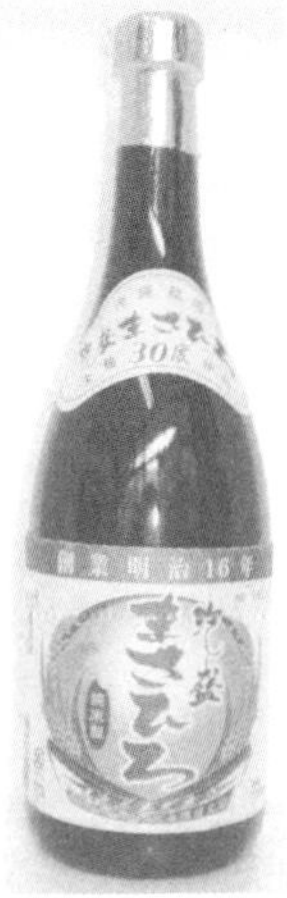

醋酸在使檸檬酸活性化以後，能夠使身體直接的吸收它，所以對於恢復疲勞很有效果。

檸檬酸也能夠使代謝轉爲良好，所以很有利於脂肪與糖分的燃燒。想減肥的人不妨試試。

同時，酒糟醋含有人類所需的必需氨基酸，而且含量高達黑醋的兩倍。

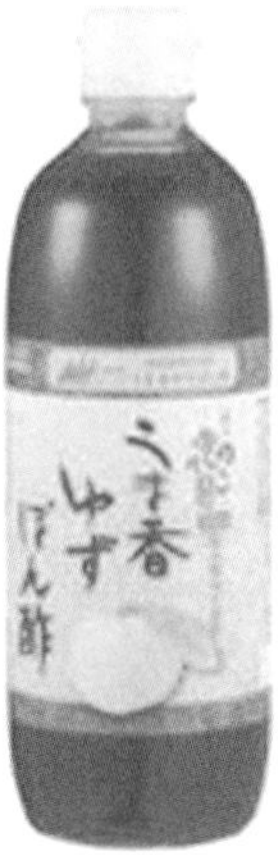

酒糟醋是不添加任何物質的原液，所以有些雜味勢在難免。不過，幾乎所有的酒糟醋都含有黑糖，所以味道有些甘甜，有

些水果的味道。

因爲主要成分爲檸檬酸、味道很宜人，就算不喜歡醋酸味的人也會愛上它。酒糟醋有很多種。對於檸檬酸，氨基酸的含量各有不同，又有加糖、無糖的區別。所以在購買時最好仔細的看清楚。

◎從甜品到菜餚都可以使用

其實，沖繩的泡盛酒的原料爲泰國米。或許正因爲如此，泡盛酒很適合烹調泰國菜。

除了泰國菜以外，做果凍、蛋糕等的甜點也很適合使用酒糟醋。

㈤**葡萄酒醋**——最近幾年，葡萄酒醋已經成爲家喻戶曉的調味品，不但餐館、酒樓缺少不了它，甚至一般家庭也把它當成生活必需品。東方人所使用的醋，絕大部分使用米酒發酵而成，而「葡萄酒醋」則是使用葡萄酒發酵而成。

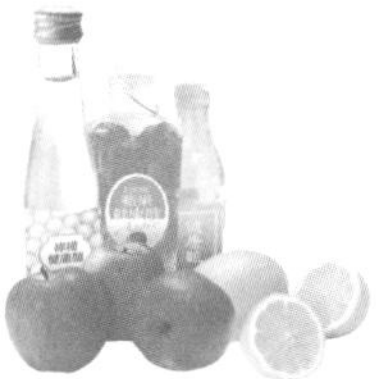

在義大利南部，餐桌上都放置橄欖油與葡萄酒醋，它們是餐桌上面不可缺少的調味品。他們在吃沙拉時，喜歡依各人的喜好加入橄欖油、鹽以及葡萄酒醋。恰如東方人不能缺少醋一般，葡萄酒醋已經溶入歐洲人食的生活裏面，而且種類很繁多。

依照製造的規格，一公升的葡萄酒醋中必須含有三百公克以上的葡萄果汁，而有機酸的酸味成分必須佔4.5％以上。因此，葡萄酒醋比一般的穀物醋，其酸度高出很多。它所有的糖質比米醋少很多，這也是它的特徵之一。

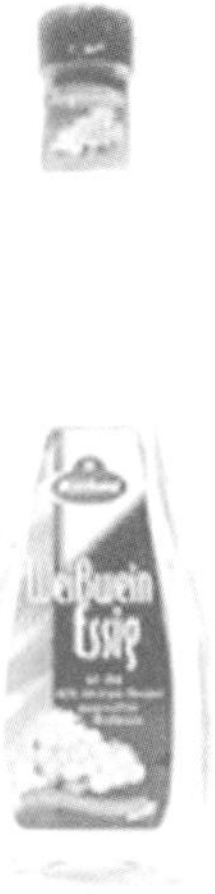

因爲葡萄酒醋所含有的糖質比較少，所以所含卡路里也比較低，大約只有米醋的一半而已。

◎白色葡萄酒醋與紅色葡萄酒醋的用途互異

葡萄酒有紅葡萄酒與白葡萄酒兩種，葡萄酒醋也有紅葡萄酒醋與白葡萄酒醋兩種。可憑不同的食物分開來使用，或者憑各人的愛好使用。如果你感覺到很難下決定的話，那就不妨依效葡萄酒的使用方法，白色的葡萄酒醋用在蔬菜以及魚類食物，而紅色葡萄酒醋則使用於肉類食物。

如果想每天都攝取葡萄酒醋的話，那就把它當成淋料使用吧！

淋料的做法是以五比三的比例，把橄欖油與葡萄酒醋調和在一起，再加入適量的鹽、胡椒、香料，充分的攪拌就可以了。

此種淋料淋在沙拉上面再食用的話，將能夠消除生蔬菜的青臭味，並增添各種蔬菜獨有的風味，使人食指大動。

㈥**柑橘醋**——我們所使用的醋，除了「釀造醋」以及「合成醋」之外，還有

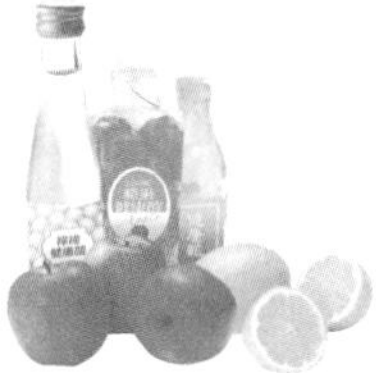

所謂的「柑橘醋」，也就是柑橘類的絞汁。

釀造醋的酸味來自醋酸，而柑橘醋的酸味卻是來自檸檬酸。因此，它不會像米醋一般，經過加熱就會快速的揮發掉，所以長時間燉煮食物，或者必須長時間炒的食物，最適合使用它。

柑橘醋的特徵是鮮亮的金黃色，因爲具有濃厚的柑橘味，不會掩蓋過食材本來的風味，也沒有米醋一般的強烈醋味，很適合烹調各種的肉類。

㈦**蜂蜜醋**——所謂的「蜂蜜醋」並非指在醋裏放入蜂蜜，而是指使用蜂蜜發酵，一旦使它變成酒後，再使它經過醋酸發酵而成的調味品。所以它含有蜂蜜的營養，以及醋特有的效果。

蜂蜜醋具有甜味，而且不會有醋特有的刺激味，使用於調味方面固然很理想，同時也可

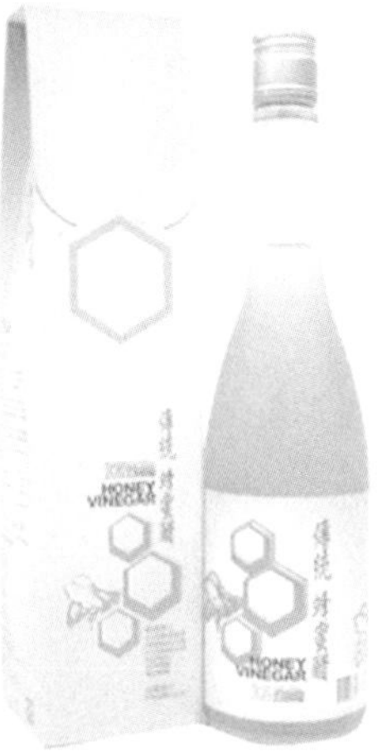

以把它當成健康飲品喝。對於健康方面很有幫助。

蜂蜜的成分根據種類而有所不同，不過平均地說，葡萄糖約佔35％，果糖約佔40％，寡糖也佔有一小部分。除此以外，還含有鈣、鐵、鈉、鉀等約十二種礦物質，以及維他命B_1、B_2、B_3、K、葉酸等十多種維生素。

欲攝取如此多種營養素的話，必須每天都吃很多種食品。人類爲了每日的活動，必須持續的攝取很多種的維他命與礦物質。

但是近些年來，能夠完整地攝取必要營養素的人，爲數已經很少。而蜂蜜醋就含有這些營養素與礦物質。因此對於營養失衡的現代人來說，蜂蜜醋是一種救人靈丹。

◎除了使用水稀釋再飲用之外，也可服用原液

關於蜂蜜醋的飲用方法，除了使用冷水稀釋成四～五倍再飲用之外，亦可使

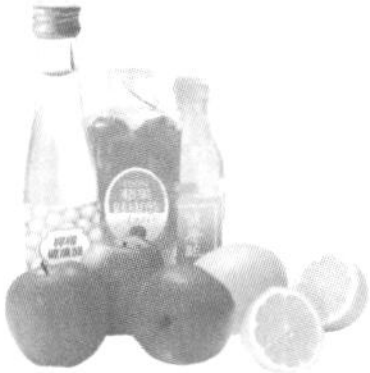

用加入威士忌、琴酒、燒酒等的飲用方法。蜂蜜醋與一般的醋不同，因爲它有很宜人的甜味，所以也可以直接飲用。

直接飲用蜂蜜醋時，一次不能喝太多，只能喝大約二十CC。也可以加入四～五倍的牛奶、優酪乳飲用，如此就可以吸收很可觀的鈣質。

蜂蜜醋欲使用到食品方面的話，應以使用到沙拉方面最合適，除此之外，也可以使用它來烤肉、烤魚，如此更能夠品嚐到肉、魚類的美味。

第四章

醋的各種攝取法

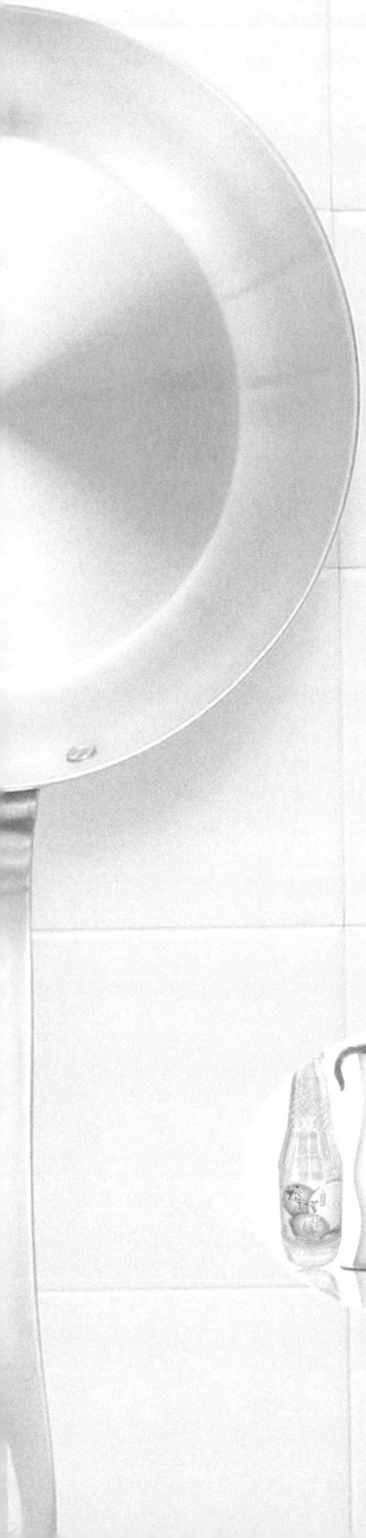

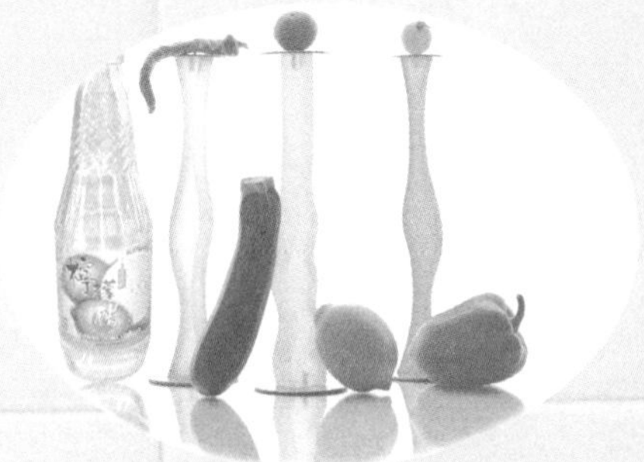

㈠單獨喝醋的方法

近些年來，很流行「吃醋」，因爲它對健康與美容都很有幫助。但是醋的刺激力也相當的強，胃部不是很健全的人不能喝醋的原液，如果要喝的話，必須稀釋成十倍以上再喝，而且一次只能喝20～30ＣＣ。早晚各喝一次。

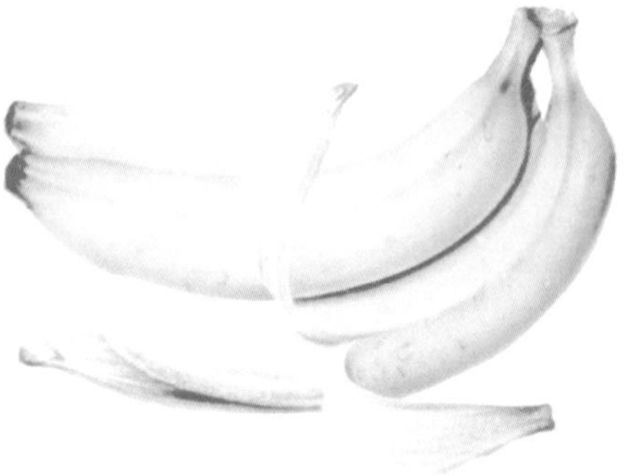

胃部健全的人，最好也把醋稀釋成五～六倍再喝。每次也只能喝30ＣＣ上下，每天喝兩次到三次。

喝醋時，可加入一些蜂蜜，也可以加入一些黑糖或者優酪乳。

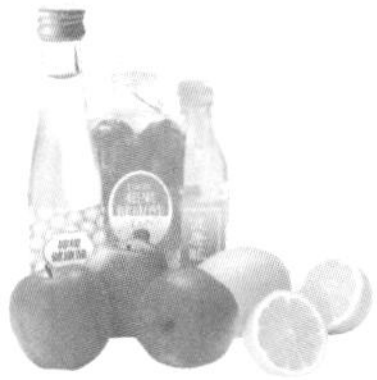

(二)吃「醋香蕉」的方法

1.「醋香蕉」能使血糖值穩定下來

香蕉所含有的糖類有：葡萄糖、果糖、蔗糖三種。葡萄糖爲單糖類的一種。在這三種糖類裏面，葡萄糖最容易被身體所吸收，同時很快的就會被轉換成能源。

果糖也是一種單糖類，除了葡萄糖之外，它也是很迅速就會被轉換成能源的糖類。

蔗糖則是由葡萄糖、果糖所組成的二糖類。它在人體內緩慢的被分解成葡萄糖與果糖，然後被代謝掉。

換句話說，因爲這三種糖會陸續被轉換成能源，因此在吃香蕉後，才能夠長時間的保持適當的血糖值。

因此，糖尿病的人可以放心的吃香蕉。如果香蕉加醋的話，由於香蕉的維他命與醋酸的相乘效果，葡萄糖的代謝會變得更活潑。結果呢？葡萄糖就不會充斥於血液中，所以血糖值自然就可以穩定下來。

2.「醋香蕉」對高膽固醇有效

香蕉含有豐富的食物纖維，而且具有不容易被消化的性質，因此幾乎在不被吸收之下，穿過腸道被排泄出來。在通過腸部時食物纖維會夾帶胃腸中多餘的膽固醇，而把它們排泄到體外。

換句話說，只要時常吃香蕉，就算吃含膽固醇很高的食物，多餘的膽固醇也會被排泄到體外。

醋也具有相同的作用，它能夠把血液中的膽固醇轉換成能源，藉此使膽固醇

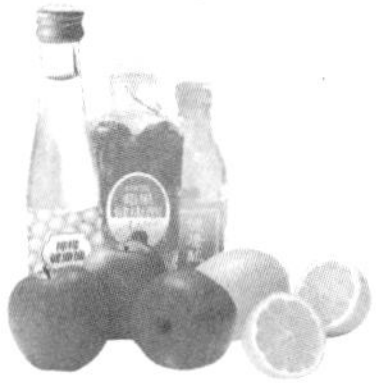

值降低。

高血壓、糖尿病、高膽固醇等都有可能導致腦中風、心臟病等的疾病。而「醋香蕉」的吃法能夠消除這些病因，同時也能夠促進胃腸的機能，消除焦躁，但是絕對不會使人發胖。

你不妨把「醋香蕉」的吃法引進日常生活裏，藉此增進健康，克服疾病。

3.每天吃兩次「醋香蕉」，可提高免疫力

提高身體的免疫力，乃是預防癌症的不二法門。所謂的「免疫力」是指排除非體內之物（例如：病毒、突然變異的細胞）的能力，而免疫力必須依靠血液中的白血球。

當致癌物質侵入體內，欲傷害細胞時，白血球就會分泌腫瘍壞死因子（以下稱之爲TNF）攻擊它們。

吃「醋香蕉」就能夠增加白血球的數目，並且提高白血球的品質。

醫學專家利用違心分離器把香蕉分成固體與液體兩部分，再把那種液體注入老鼠身體裏面。結果，老鼠的白血球增加了很多，同時TNF的分泌也變得很旺盛。香蕉為何具有這種效果呢？

專家們認為：那是香蕉多糖體所帶來的功效。專家們又以五名二十歲的女性進行實驗，每天給她們吃一根香蕉，再觀察香蕉對她們身體的影響，結果令專家們大為驚訝！

這五名女性的白血球數目，在接受實驗前各為：5.3、5.4、4.6、4.9以及7.8。在接受實驗的三天後，各增加為：8.3、8.4、5.2、5.3以及8.3。

至於沒有吃香蕉的二十歲健康女性，她的白血球數目為6.2，經過三天後仍為6.2，完全沒有變。

這種由實驗得知的香蕉威力，實在令專家們非常的驚訝！之後，醫科的專家

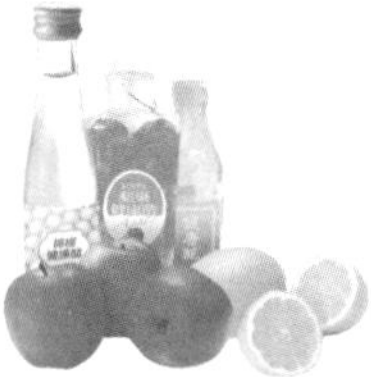

們都會勸病患們每天吃一到兩根的香蕉，再加上一些醋。如此一來，效果更爲驚人。

爲了更進一步增加香蕉的醫療效果，最好吃熟透而長出黑斑（稱之爲「糖點」）的香蕉。

如此看來，在店裏放置十天左右的香蕉最爲理想，因爲它所具有的免疫力已達到頂點。

如果使用放置十天左右的香蕉製成「醋香蕉」的話，不僅可以在免疫力最高的狀態下保存香蕉，又可以提高胃部的吸收能力，使香蕉具有的免疫力發揮到極點。

只要在早晚各吃一次「醋香蕉」，就可以防範癌症的發生。

4.吃「醋香蕉」能使血壓下降

血壓升高的原因之一，不外是攝取過量的鹽。

食鹽的主要成分鈉能夠保持體液的平衡，調整體內的水分，同時與肌肉的機能有關。

不過，在平時攝取過多鹽分的話，將促使血壓升高。欲防止鈉的增加，可以多攝取一些鉀。鉀也是礦物質的一種，它的最大功能是促進鈉的排泄，使血壓下降。

蔬菜、水果、海藻類都含有鉀，其中又以香蕉的含鉀量最多，以成年人一天所需要的鉀來說，每天只吃一根香蕉就足夠了。

香蕉所含有的鉀能夠擴張血管，使血壓下降，所以香蕉是使血壓穩定的最理想食品。如果再添加醋的話，又可以獲得醋特有的效果。

醋能夠使血液中的白血球、血小板不至於黏在血管壁，能防止血液的凝固，使血液能夠暢通，如此也有助於血壓下降。

所以有高血壓的人，最好常吃「醋香蕉」。

5. 吃「醋香蕉」能使衰弱的身體迅速恢復

發生下痢時，吃下去的食物很快就會通過腸道被排泄出去，所以病患不能吸收到食物的營養。如果吃香蕉的話，引起下痢的腸道能夠迅速的攝取到營養，而能夠防止營養失調所引起的衰弱。

同時，香蕉本身就有提高免疫力的作用，只要時常給孩子香蕉吃，罹患感染病症的孩子就能夠快速的恢復健康。

最近，香蕉所具有的這種特性倍受注目，為了降低幼兒的死亡率，醫學界的權威們正想廣泛地使用香

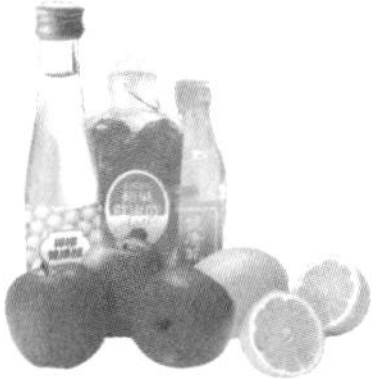

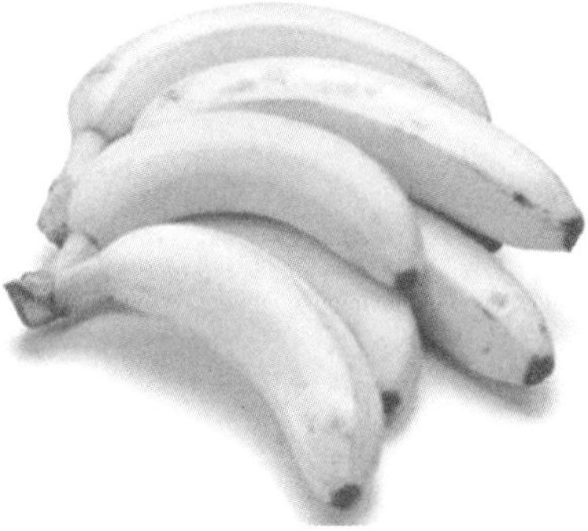

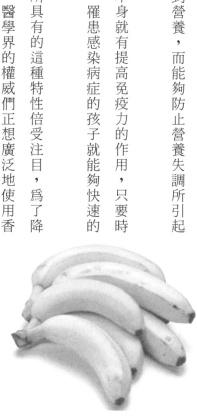

蕉。

6. 吃「醋香蕉」能消除精神的焦躁

香蕉所含的豐富營養以及礦物質，能夠緩和精神方面的焦躁與疲勞，每天只要吃一兩根香蕉，就能夠攝取到每天必要的營養。忙碌的人或精神時常感到緊張的人，不妨每天吃一兩根香蕉。

香蕉與醋一起吃就能夠變成一種醫療品，對文明病的高血壓、高膽固醇、糖尿病等非常有幫助。

香蕉是一種很容易被消化與吸收的食物，被吸收的糖分很快就轉成能源。而且這種能源能夠長久地維持，所以很適合於運動前或者在工作前食用。

缺乏食欲的人吃香蕉的話，能夠很有效的吸收營養，所以能夠快速的恢復健康。

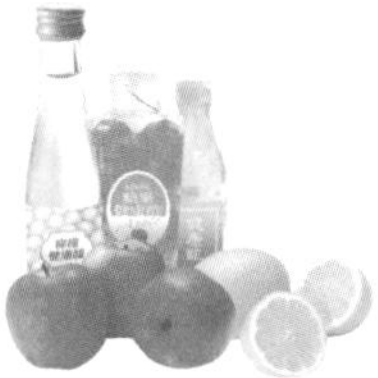

醋加香蕉的話，那就更能夠促進唾液以及胃液的分泌，幫助消化，所以效果將倍增。

7.「醋香蕉」的做法

材料

做一個人吃的三天份醋香蕉，必須準備六根香蕉（剝掉外皮後六百公克），天然釀造醋五百CC，檸檬薄片五個，能容納一千兩百CC以上的密閉容器。

做法

①檸檬必須先洗乾淨，然後切成0.5公分的薄片。

②剝掉六根香蕉的外皮，切成兩公分的厚度，再把切好的香蕉片放入容器裏

面。

③爲了避免香蕉接觸到空氣，趕快把醋倒入。倒入的醋必須醃過香蕉片。接著，在香蕉片上鋪檸檬片。

④每天早、晚餐前各吃一次。每一次吃一根香蕉的份量（約十片）。如果同時也喝一小匙醋（使用冷開水沖淡）的話，效果將更好。

⑤不喜歡醋味的人，可以在每次吃以前，加入一些蜂蜜或者甜的優酪乳，如此就可以中和醋的酸味。

8.有關「醋香蕉」的疑問

①香蕉的種類很多，哪一種最適合做「醋香蕉」呢？

答：香蕉有台灣種的「仙人種香蕉」，也有小型的「猴蕉」、「菲筆賓

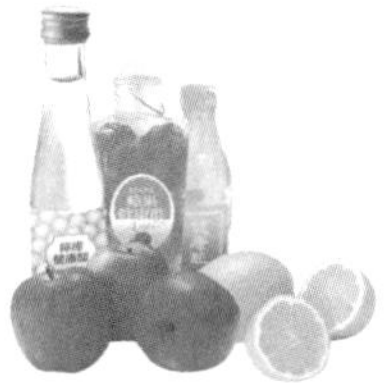

蕉」，以及「厄瓜多爾蕉」等等。其實，不管哪一種香蕉都適合做醋香蕉。

②哪一種人不能吃「醋香蕉」呢？

答：從兩歲大的幼兒到老人都可以放心的吃「醋香蕉」。不過，有胃湯瘍的人喝醋時，胃部可能會受到刺激，這一類人只吃香蕉就可以了，不要喝醋。

③使用醋應該選哪一種呢？

答：除了合成的醋不能使用之外，只要是釀造醋，任何種類的醋都可以使用，米醋、水果醋，或者黑醋都可以。如果以醋的味道來說的話，蘋果醋合適。

④做「醋香蕉」時，一定要使用檸檬嗎？

答：那些檸檬片，只是用來防止香蕉片的氧化而已，並沒有其他的作用。如果有小碟子的話，則可以利用它來替代檸檬片蓋在香蕉上面，如此也可以防止香蕉片接觸到空氣。

⑤做好的「醋香蕉」能保存多久呢？

答：雖然使用具有殺菌力的醋醃漬，但是香蕉在剝掉外皮後，非常的容易氧化，因此就算放置於冰箱裏面也只能保存三天。

⑥用過的醋能夠再用來醃漬香蕉嗎？

答：用過的醋不要再用來醃漬香蕉，因爲香蕉的營養成分已經溶解在裏面了。相對的，殺菌力已經大量的減弱，所以第二次醃漬的香蕉很容易壞掉。

9. 使用「醋香蕉」治好病痛的實例

第一案例　醜惡的臉孔改觀

大約在三年以前，我考進一家進口食品公司服務，自從學生時代開始，我就

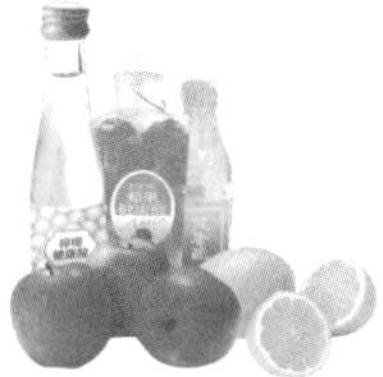

希望自己能從事有關食品的行業，如今願望達成，所以每天都生活得很愉快。

由於工作方面的關係，我時常要招待來賓飲食，剛開始時可能是飲食生活沒有規劃，我常時爲便秘所苦惱。

同時，我每天都必須提早一個小時到公司，因爲睡眠不足，加上便秘，我的臉上長出了一大堆的斑點。

那時，一些缺德的同事都戲稱我「大花臉」，我非常厭惡這個綽號，所以拚命的找消除「大花臉」的方法。

一位男性上司告訴我說：「妳吃『醋香蕉』看看，很可能有效哦！」聽他如此說，我決定立刻試試。

「醋香蕉」的做法很簡單，只要把切片的香蕉放入醋裏醃漬就可以了。而且，只要三天做一次就足夠，所耗費的時間不多，早晚各吃一次就可以了。

老實說，在這之前我很少吃香蕉，但是只吃了一次的「醋香蕉」以後我就上癮了！尤其是放置於冰箱裏一陣子，再取出來吃最爲可口，所以我老是吃過量。最使我感到不可思議的是，吃「醋香蕉」以後，就能夠感到特別的清醒，連帶的，工作能力也提升了。

吃「醋香蕉」兩個星期後，我臉上的皮膚開始變化，那些使我變成「大花臉」的斑點，漸褪掉紅腫的顏色，疼痛與癢的感覺不復存在，而且再也沒有新的斑點長出來。

再經過一個月後，那些斑點變成皮膚似的東西，在洗臉時一層又一層的剝落下來，不久之後，我的「大花臉」變成了「白嫩臉」，彷佛脫胎換骨似的！

吃「醋香蕉」以後，還給我帶來另外的一件好事，那就是去年冬天我們公司有很多人罹患流行性感冒，我的周圍出現了很多戴口罩的人，以及不停的流鼻水的人。

往年，我很容易感冒，唯獨去年的冬天不曾感冒，而且身體一直感到很暖

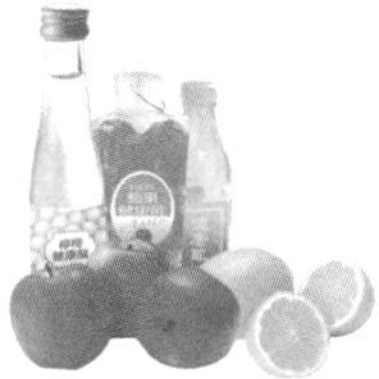

和，我想這也是拜「醋香蕉」之所賜。

醋與香蕉是很普遍的食物，想不到它們混合在一起之後，竟然能夠發揮那麼大的力量，實在令人感到不可思議。

第二案例　腰圍縮小十公分，腰痛也消失

兩年多以前，我聽到一位養生專家說：「一直吃寒性的食物對身體沒有好處。因爲那種冰冷食物累積了以後，不是使人發胖，就是使人生病……」聽了這些話，我嚇了一跳！

因爲我就是很喜歡冰冷食物的人，而我的毛病也不斷，像感冒、生理痛、頭昏等樣樣都來，也很胖，身高只有一五三公分，體重卻有六十四公斤。

在這之前，我根本就不知道食物的冷熱與身體狀況有密切的關係。從此以後，我盡量少吃冰品及一切寒性的食物，期盼身體能夠強壯起來，並減掉多餘的體重，治好腰痛、生理痛等毛病。

那時，只要我聽到哪種減肥法有效就立刻實施，甚至吃了不少中藥，我還非常認眞的計算卡路里，控制飲食，試過所謂的蘋果減肥法、喝草藥湯減肥法，前後試了很多種的減肥方法。

很遺憾的是，一切都徒勞無功，因爲忍受不了那種節食的精神壓力，往往在中途就放棄了，又開始大吃特吃，於是前功盡棄，再度肥胖了起來。

我在萬分苦惱之餘，專程去拜訪一位食生專家，他聽了我的苦惱之後，建議我吃「醋香蕉」。

◎身體脂肪好像在燃燒

我是一個急性子的人，因此回到家以後立刻去購買果醋與香蕉，當夜就做來試吃。對於香蕉我並不排斥，不過那位食生專家卻叫我喝一些浸過香蕉的醋。

方法是：每天早晨與晚上吃一根香蕉的切片（浸過黑醋），吃香蕉的同時必

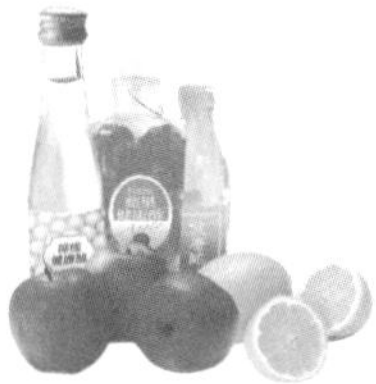

須喝一匙的黑醋（浸過香蕉）。

吃醋香蕉是小事一樁，其實並不難，但難的地方是那叫人難以下嚥的一匙黑醋。

不過爲了減肥與去病心切，我使用三杯的水沖淡那一匙黑醋，在吃過「醋香蕉」後一飲而盡。

喝了酸溜溜的黑醋，吃「醋香蕉」一個星期後，我仍然一如往常到公園慢跑。可是這一次與往常迥異，雖然是寒冬，但是我的身體感到很暖和，甚至還流出不少汗。回家之後，感覺身體變得輕盈很多。

之後，我的身體狀況逐漸的好轉，腰痛也減輕了不少，生理痛亦是如此。最叫我高興的一件事情，莫過於體重一路下滑。

兩個月後，我體重減輕的速度開始加快，僅僅在一個半月內就減輕了七公斤。兩個月後又減輕了七公斤，到了五十公斤時體重就不再減輕。五十公斤的體重對我來說已經很不錯了。

那時，朋友都問我：「妳是怎麼了呀？瘦得好快！」

我的最大變化是腰部，那些肚子周圍的贅肉不見了，腰帶的釦眼往後退了三個。

我在體重六十四公斤時，身體脂肪率爲43％，如今則下降到22％，進入了正常的範圍。

這一切，都是「醋香蕉」帶給我的，我非常的感激它。而且更不可思議的是，我對食物的愛好有了很明顯的改變，我不再喜歡油膩膩的肉類、高卡路里的食物，反而喜歡吃清淡的蔬菜以及豆腐等食物。

在肥胖的歲月裏，我的中性脂肪值爲二五〇，現在則下降到一一〇，而我最耽心的血糖值也降到一〇〇mg/dl，已經進入了正常的範圍。

如今，我的身體狀況非常的良好

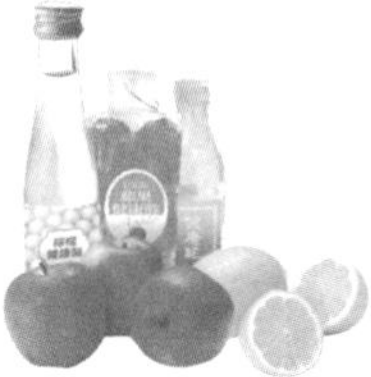

第三案例　膽固醇值恢復到正常範圍

我生平最喜歡打高爾夫球、唱卡拉OK，興趣很廣泛。

我準備在六十歲那年把事業交給兒子，好好的享受自己的餘年，陪著老婆遊山玩水。

殊不知人算不如天算，我的第二階段人生才剛起步，我的體重已經高達八十五公分（身高一六六公分），膽固醇值也超過了二八〇mg/dl。

那時，我很容易感到疲倦，走不到一百多步的路就會氣喘如牛，量血壓的結果才知道，最大血壓達到一七〇，最小血壓也達到一〇〇。

這時，我才知道自己的健康亮起了紅燈，於是開始不安起來。我的身體狀況變壞，很可能是長期陪客戶喝酒的結果。因爲喝酒的時間已經不算短，想戒掉一時也戒不了啦！

我那時還存著一種奢望，那就是想繼續的喝酒，也想找回自己的健康。爲了達到這個奢望，我試了好多種類的健康飲食法。

我試了又試的結果終於碰到了吃「醋香蕉」的健康飲食法，試了一段時間以後我感到很滿意。所謂吃「醋香蕉」的健康飲食法很簡單，只要吃浸醋的香蕉就行了。我每天吃兩次，分別在晨昏吃，每次吃一根香蕉量的切片。

自從開始吃「醋香蕉」後，我的排尿情形變成很通暢。

以前，我時常有閉尿的現象，分明有尿意但都排不出來。有時，大半天都不排尿。大約吃「醋香蕉」兩個月後，我就完全沒有了這些惱人的排尿問題了。

我曾經聽說過，喝醋能夠使偏高的血壓下降。我在吃「醋香蕉」約兩個月後，喝酒時再也不頭暈，也減少了喝酒的量以及次數。

如此再經過兩、三個月之後，我在走路時再也不覺得喘；唱起卡拉ＯＫ來聲音也宏亮多了；打起高爾夫球，不像往日一樣手會發抖，整個人感到舒暢很多。

持續吃「醋香蕉」一年後，我的膽固醇值已經降低到二二〇mg/dl。血壓方面

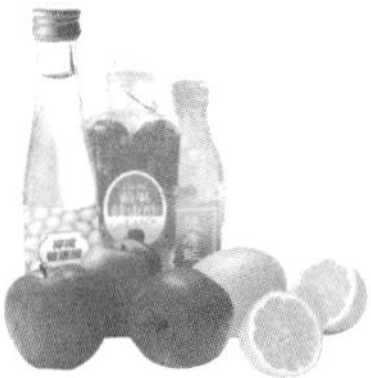

最大血壓爲一四〇，最低血壓爲八〇mg/di，體重也減輕到七十二公斤。

我的身體狀況非常的良好，渾身充滿了活力，以致無法長時間待在家裏，老是想到外面運動。

因爲吃「醋香蕉」的關係，我充滿了活力，得以充分的享受餘年。

香蕉所含有的食物纖維，能夠纏住體內的膽固醇，再把它們排泄到體外。醋也能夠分解血液中的膽固醇，再把它們轉換成能源使用。

肥胖的人，以及擔心膽固醇過高的人，都不敢吃甜的東西，但是卻可以放心的吃「醋香蕉」。

第四案例　體質變好了很多

我想一定是自己的肝以及胃出了問題。因爲每次生病吃藥時，藥物的成分好像無法充分的被吸收，所以不管服用再多的藥也無濟於事，始終沒有得到什麼效果，令人灰心之至。

有時，不僅藥物不能發揮其效果，甚至危害肝臟與胃腸，使我受盡了折磨。因此，只要身體有病痛時，我再也不依靠藥物，而改吃一些對減輕病痛有幫助的食物。例如：爲了使生病的肝臟早日恢復正常機能，我使用好多種蔬菜熬成濃湯喝，或者使用幾種豆子熬成豆汁喝。

在三年前的春季，我的女兒不知從哪裏抱回來一隻貓，而且她堅持要好好的飼養牠。

從那一天起，我就變成了過敏症的病人。這很可能是我吸入貓的毛髮吧？我開始不停的流鼻水、流眼淚、喉嚨感到發癢，有時也會頭暈。

那時，有一家西藥房的老闆慫恿我打針。他說那種針藥很管用，打了以後過敏症很快就會消失。

可是有一位鄰居告訴我說，那種對過敏性有效的針藥最好別使用，因爲它的副作用非常的可怕。聽了那位鄰居如此說，我決定不打針。可是，鼻水一直流不

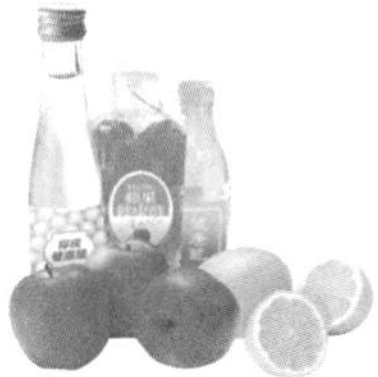

停，頭痛的情形也很厲害。我很想自己熬菜湯飲用，但是身體很虛弱，不想耗費時間熬菜湯。

那時，有人告訴我一種中藥很有效，在迫不得已之下，我只好去購買那種中藥服用。不過很遺憾，那種中藥對我似乎起不了作用。

接著，我又聽到一位朋友說「醋香蕉」能夠很有效的抑制每一種過敏症。因爲我試過好多東西無效，已經有些心灰意冷。不過，我還是存著一線的希望，開始吃「醋香蕉」碰碰運氣。

從去年的初秋開始，我就不再服用任何的藥物，只在每天早晚各吃一次「醋香蕉」。吃這種「醋香蕉」時，身體內部就會感到一股暖和之氣，對胃部似乎有良好的作用。

只吃了兩個星期的「醋香蕉」之後，我就感覺到體力倍增，不容易感到疲倦，不但在夜晚能夠睡得很熟，早晨亦能夠在精神飽滿之下起床，而且一整天都感到很清爽。

我之所以對動物的毛髮敏感，很可能是體內的新陳代謝很差，以致那些在體內累積的疲勞與毒素，使我對動物的毛髮產生過敏的反應吧？

大約吃了「醋香蕉」兩個月後，我的身體已經變得健康很多，所以擦鼻水的次數幾乎等於零。再過不久之後，過敏症就完全離開我了。

第五案例　防止了癌細胞的復發

兩年前，我因爲胃癌而開刀，切除了三分之一的胃。開刀後因爲胃部變小，主治醫生建議我每天吃兩根的「醋香蕉」。他說這種浸過醋的香蕉不但容易消化，同時香蕉所含的營莨也比較容易被吸收，所以我每天都吃。

開刀後的半年，我看到一本刊物報導很多件的療病過程，而這些人都是利用「醋香蕉」治好頑疾。

想不到經過雜誌刊登之後，我家附近一帶的香蕉很快的就被買光。原來有不

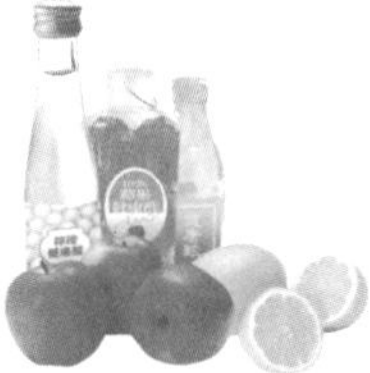

少人看到了那篇報導。

之後，我害怕香蕉「斷貨」，所以每一次都購買四十根左右的香蕉備用。

因爲吃「醋香蕉」的關係，開刀後，我的體力恢復得很快速。在那段時間之內，我不曾感冒，癌細胞也沒有再復發或者轉移，身心方面都很健康。

第六案例　浮腫消退

我服務的那一家公司與衆不同，洗手間竟然是男女共用，所以我只好盡量減少上洗手間的次數。

天曉得如此一來，我竟然患了慢性便秘症。在無可奈何之下，我每週末都服用一次軟便劑，強迫自己上大號。

可能是這種做法不對，從去年開始軟便劑再也不靈，而且臉孔變得浮腫得嚇人！

那時，我深感不能過度的依賴醫生，恰好那時有人告訴我吃「醋香蕉」能夠消除浮腫與便秘。

做法很簡單，只要把香蕉切片，再加入黑醋，每天早晚各吃一根香蕉切片就可以了。如此，在一個星期後的某個早晨，我在吃過「醋香蕉」後突然有了便意。算起來，我已經半年不曾產生便意了。

我覺得機會難得，趕緊跑進洗手間，一口氣把滯留於腸內的宿便排出。從此以後，我每天早晨都能夠按時的上大號。

僅僅再經過半個月後，我的下腹就縮了回去，皮膚變得很有光澤，臉上的浮腫也跟著消失了。

至今，我吃「醋香蕉」已經一年了。身體變得比以前更爲健康，體重也減輕了五公斤。

跟我一起吃「醋香蕉」先生也表示，以前老是感到疲勞乏力，如今不管工作多忙，再也不會輕易的感到疲勞。他還稱讚「醋香蕉」能夠解酒呢！

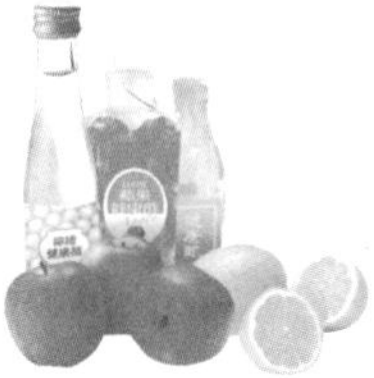

他時常掛在嘴邊的一句話是：「怕惡醉的人吃『醋香蕉』就一切OK！」

(三)吃「黑醋大蒜」的方法

醋與大蒜的搭配，將變成鹼性很強的食品。對於病痛不斷而苦惱的人及一心想提高免疫力的人來說，這是一種很合適而且功效又很高的食材。

那麼，什麼叫做「鹼性食品」呢？所謂的「鹼性體質」以及「酸性體質」，相信大家都曾聽說過，關於身體的鹼性以及酸性，可由水素離子濃度值表示出來。所謂的「鹼性」、「酸性」是以「中性」爲標準而規定的。

不過，專家比較注意的是「細胞間質液體」的PH值。在細胞間流動的液體稱之爲「細胞間質液體」，其量爲血液的三倍。

那些透過動脈而被搬運的血液以及氣色，將進入毛細血管，再從血管壁進入間質液裏面，接著再進入細胞裏面。

另一方面，在細胞裏被消耗的氧氣以及營養，將變成二氧化碳素老廢物，從細胞壁透出，而進入細胞間質液裏，重新進入毛細血管，透過靜脈排出體外。換句話說，所謂的「細胞間質液」是擔任細胞的能源代謝而已。

因此，細胞間質液的PH值很容易發生變化，時常處於7.4到6.8之間的數值，飄盪而不定。人類的身體希望保持PH值於一定的數值。因爲PH值傾向於酸性就會罹患疾病，以細胞間質液的PH來說，7.4爲中性。

因此，血液循環不良，或脂肪酸累積的肥胖者，或怕冷而肩膀時常酸痛的人，其PH值都傾向於酸性。在某一項實驗裏，專家測量了癌細胞周圍的細胞間質液，結果得其PH值爲7.2。

爲了把傾向於酸性的細胞間質液的PH值拉高，專家們做了種種研究。結果呢？他們發現醋對於把體質導向於鹼性最爲有效，而且做了如下的結論：

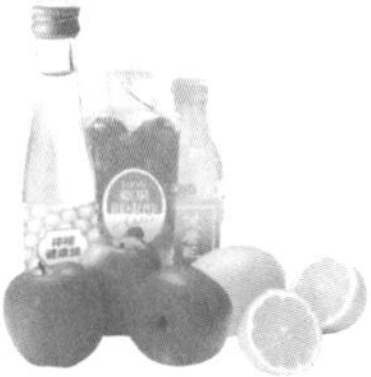

1.黑醋能夠消除脂肪，降低血壓

黑醋能夠很有效的使血液中的總膽固醇值降低，亦能夠很快速的降低中性脂肪值。最值得強調的是：黑醋能夠很明顯的使血壓降低。專家們讓高血壓病人服用黑醋的結果，他們的最小血壓從一一〇上下降低到八、九〇之間。

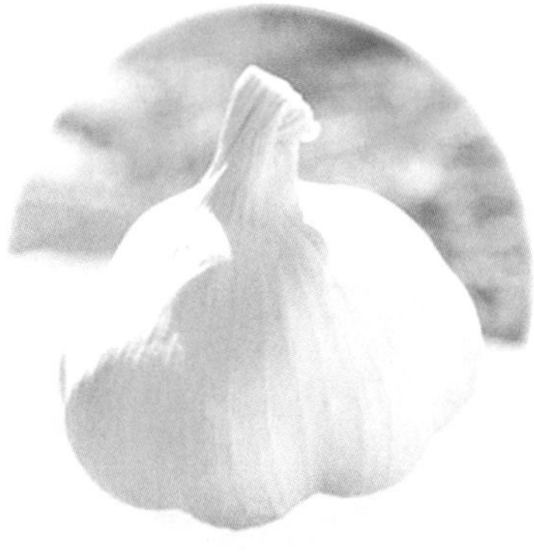

同時，黑醋對於糖尿病亦有良好的效果。除此之外，黑醋也能夠使肝臟機能的GOT降低，並改善肝臟的脂肪代謝機能。黑醋也能夠阻止脂肪的合成，抑制脂肪細胞蓄積，而達到預防肥胖的效果。

黑醋的藥效數不盡，這些都是由黑醋所含的氨基酸與礦物質所致。

2. 黑醋與大蒜的搭配將成爲有力的鹼性食品

大蒜也是一種鹼性食品，除了含有豐富的維他命B_1外，還含有類似胰島素的物質，對於糖尿病的改善很有幫助。這種功能很像黑醋。換句話說，黑醋的作用與大蒜的作用大約相同。當我們把兩種食品搭配著吃，如果它們的作用完全不同的話，它們就會彼此抵消藥效。

關於這一點，大蒜與黑醋的搭配不但安全，甚至能夠增強好幾倍的效果。你不妨利用強鹼性食品的黑醋與大蒜，藉此改善酸性體質，增進健康。

3.「黑醋大蒜」的做法

材料（一個月份）

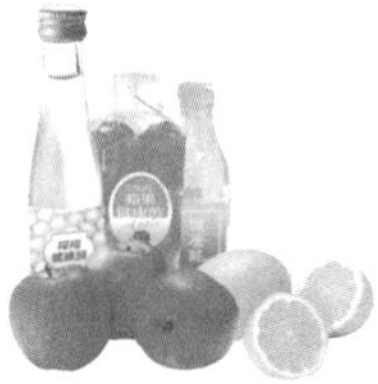

大蒜五百公克，黑醋八百ＣＣ（大蒜與黑醋的用量可以憑自己的喜好決定。黑醋必須使用天然釀造者），玻璃空瓶。

做法

①大蒜的外皮必須完全剝掉，再使用水洗淨，放置於通風處陰乾，比較大的大蒜切成對半。

②把陰乾的大蒜裝入預先準備好的玻璃空瓶，再注入黑醋。怕酸味的人，可以加入少許的蜂蜜。

③把裝入大蒜與黑醋的玻璃瓶放置於陰涼處保存，每天把瓶子搖盪幾次，使大蒜能夠充分被醃漬均勻，如此做出來的黑醋醃漬大蒜會變得比較可口，放置一個月後再食用。

④醃漬兩星期後，大蒜的精華就會逐漸的被釋出。所以在醃漬兩星期後，就

可以飲用醃漬黑醋的黑醋，至於大蒜必須醃漬一個月後才能夠吃。

⑤每天吃兩～三瓣大蒜，喝黑醋二十CC（加冷開水八十CC稀釋），可分成早晚兩次喝。

4.有關「黑醋大蒜」的疑問

①哪一類的人不能吃「黑醋大蒜」呢？

答：「黑醋大蒜」是一種天然食品，一般人都可以吃。不過胃腸比較弱的人，或肚子時常會痛的人，或很容易拉肚子的人最好少吃一些。因爲黑醋大蒜具有強大的藥效，胃不好的人不要在空腹時食用。

②「黑醋大蒜」一天應該吃多少呢？

答：大蒜的每天食用量爲兩～三瓣。黑醋則可以飲用二十CC。在喝以前必

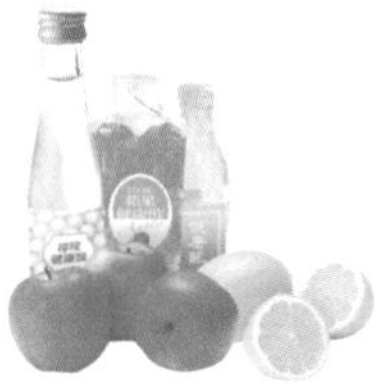

須使用五倍的冷開水稀釋才行，否則會刺激胃部。由於「黑醋大蒜」的刺激性比較強大，所以必須少量而持續的吃才能夠產生藥效。

③「黑醋大蒜」在每天的什麼時候吃最好呢？

答：在任何時間都可以吃。一旦決定了吃的時間，每天都必須按時的吃。胃不好的人應該在飯後食用。

④我害怕大蒜的味道，應該怎麼辦？

答：害怕大蒜味道的人，可以事先（指在把大蒜放入瓶子以前）把大蒜放入微波裏烘烤一下，再把它們放入瓶子裏面。經過加熱以後，大蒜的氣味將消失大半吃起來就不會很辣。吃了黑醋大蒜後，過一段時間，只要喝一些牛奶或綠茶，大蒜的氣味就會完全的消失。

⑤我做了「黑醋大蒜」，它們變成青色，這是爲什麼呢？

答：使用黑醋醃漬大蒜經過十天以後，有時大蒜會變成青色。這是大蒜所含的鐵分反應黑醋的結果。不過在藥效方面並不會有所改變，且經過一個月後，就會恢復本來的顏色。

⑥「黑醋大蒜」應該如何保存呢？

答：「黑醋大蒜」必須放置於陽光照不到的地方，在醃漬後六個月內必須吃完。

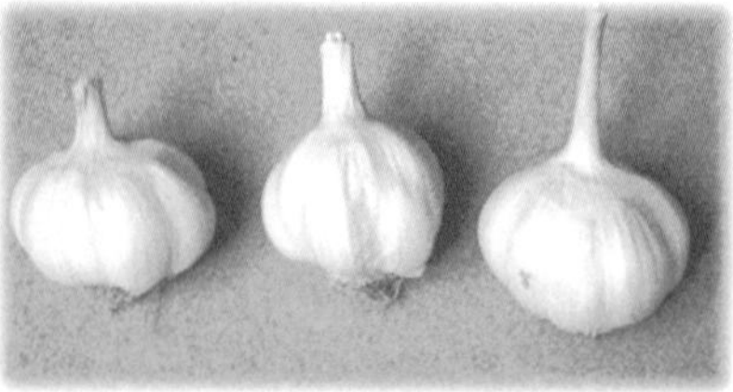

5.吃「黑醋大蒜」治好病痛的實例

第一案例　脂肪肝痊癒

三年前，我參加公司舉辦的健康檢查時，醫生說我罹患了高脂血症，經過X光檢查，又發現肝臟周圍有很多的脂肪。由於脂肪實在太多，血管幾乎看不見了。

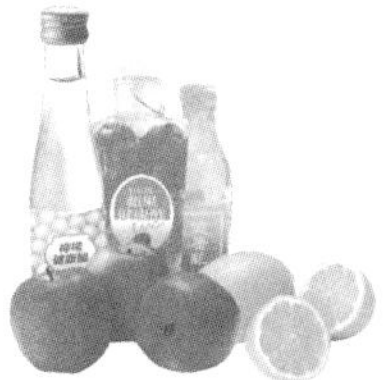

在這之前，我做過不少的健康檢查，始終沒有發現任何的異常，所以我感到很緊張。

那時，醫生勸我避免油膩的食物，多運動。我聽了醫生的勸告，大量的吃蔬菜、水果，每天早晚運動三十分鐘。但是在限制飲食之後，我變得很容易緊張與焦躁，運動後總感覺很疲勞，無法立刻恢復體力。所以到後來，只能夠牽著狗兒到公園散步。

那時，我聽一位醫護人員說，飲用黑醋能夠使血液變成潔淨，所以我就立刻喝起了黑醋。

很遺憾的是，不管我如何努力的飲用黑醋，就是收不到效果，甚至感到健康狀況每況愈下。我正考慮放棄時，又聽到一位退休的教授說，光喝黑醋不可能有效果，必須利用它來醃漬大蒜，吃這種醋醃大蒜才有效。於是我決定再試一次。

我每天早晨與黃昏喝一湯匙的醋（使用冷開水稀釋後再喝），並且吃三瓣大蒜。吃這東西的第一個感覺是食欲變得比較好，食量也會增加，但是不會變胖。同時勞累的程度會減輕，恢復起來也比較快速。

我持續不斷的吃「黑醋大蒜」一年後，健康情形好轉了。在做了健康檢查之後，才知道，膽固醇值從二四〇mg/dl降低到二二〇mg/dl。

照了X光之後，才知道，本來附在肝臟的脂肪層消失了，血管已經可以清晰的看到，確實好了很多。那時醫生對我說：「你的血液變成潔淨多了。」

我對醫生說：「我一直在吃『黑醋大蒜』。」時，他對我說：「那你就持續的吃下去吧！」

在今年八月的健康檢查時，我的膽固醇值又下降到一九〇mg/dl。那表示脂肪肝已經完全的痊癒了。

第二案例　偏頭痛痊癒

大約從兩年前開始，相當嚴重的偏頭痛時常折磨我。在一星期內總有兩～三

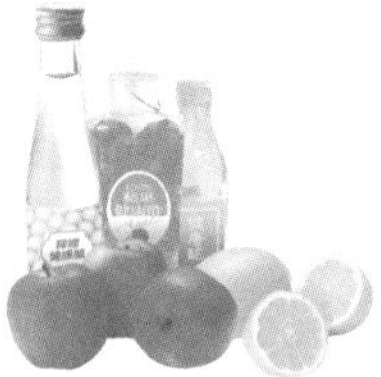

次的頭痛，而且它總是在沒有預兆之下突然來臨。剛開始時，太陽穴會咻咻作痛，不久後只要稍微運動頭部，就會立刻感到噁心欲吐。一旦到這種狀況，我就得暫時停下工作，服用市面上出售的頭痛藥。

遇到症狀比較嚴重時，每次都要到醫院打點滴。不過，不管我如何的努力，偏頭痛就是好不起來。醫生說是神經性的偏頭痛，服用藥物也無法治好，充其量，只能夠一時止痛而已。

那時，我也爲便秘症所苦。當我去打點滴時，有一位陳太太對我說：「吃『黑醋大蒜』能夠治好便秘症」。那時我每隔兩～三天才能夠上大號一次，所以肚子時常感到脹痛，整個人也感到非常的不舒服。

聽了陳太太的話以後，我每天早晚都吃兩～三瓣黑醋醃漬的大蒜，又喝一些浸大蒜的黑醋。經過兩、三天後便秘症就獲得明顯的改善，大約在一星期後，每天都能按時的排便。

「黑醋大蒜」的效果不僅如此，在兩年前的健康檢查時，我的總膽固醇爲二九○mg/dl，同時血液裏的脂肪量過多。大約在一年半後下降到二○○mg/dl。

從此，我不曾服用降低膽固醇的藥物。而且我的偏頭痛也完全好了。我不再因爲偏頭痛而臥床，開車時也不必在半途停下來。

第三案例　不再掉髮

三年前，我參加公司所舉辦的健康檢查時，中性脂肪值爲六三○mg/dl。醫生說：「你可能有高血脂症以及肝臟機能障礙。」並叫我到醫院接受詳細的檢查。那時爲我檢查的醫生說，我的病很可能跟血液的不潔淨有關。

我一向很不喜歡吃藥，於是我到處打聽是否有使血液變得潔淨的食物，結果有一位老先生告訴我喝黑醋能淨化血液，另外一位退休的中醫叫我吃大蒜。

我經過一陣思考久後，決定大蒜與黑醋同時吃，於是，我把大蒜放入黑醋裏醃漬，再放置於通風陰涼處，經過一個月後再食用。

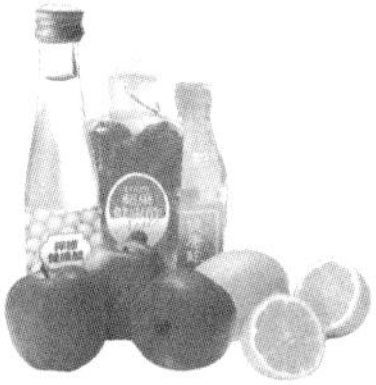

一個月後，我每天吃四瓣黑醋醃漬的大蒜。我擔心在飯前食用的話刺激力會太強，恐怕傷及胃部，所以在飯後吃。同時，我也飲用醃漬過大蒜的黑醋，早晚各一次，每次約二十CC，使用冷開水稀釋後再飲用。

在吃「黑醋大蒜」前，我的皮膚時常會感到搔癢（可是我並沒有糖尿病），排出的尿有很多泡，還有一種水果腐爛的味道，臉孔時常潮紅。

那時，在我如廁以後，我的老婆不敢一下子就進入洗手間裏面，必須等待十分鐘左右，再沖一次水才敢使用。

想不到，在吃了「黑醋大蒜」一星期後，我排出的尿液逐漸的變得清澈，同時水果腐爛的味道也日漸的減輕，再經過大約一個月後，皮膚的搔癢感也消失了大半。

那時，我的臉孔再也不潮紅，渾身感到清爽很多。

在吃「黑醋大蒜」三個月後，我又到醫院檢查身體。結果使我非常的滿意。

在吃「黑醋大蒜」前，我的中性脂肪率爲二三〇mg/dl，現在則降低到一二〇mg/dl，幾乎降低了一半。

現在，我差不多與正常人一樣了。不過爲了健康，我仍然在吃「黑醋大蒜」。我把浸過黑醋的大蒜切細片，加入一個打鬆的蛋，炒成半熟後再吃。

同時我也喝浸過大蒜的黑醋，一次取用二十CC的黑醋，利用冷開水稀釋後再喝。

我在吃「黑醋大蒜」以前，臉上長著不少的老人斑似的斑點。因爲用化粧品塗抹無效，我只好嘆一口氣，讓它們自生自滅。

想不到在大約半年後，那些老人斑似的斑點都消失了。以前，我洗頭時，頭髮都會掉很多。現在洗好頭以後，再使用黑醋的稀釋液沖洗一次。如此一來，掉髮的數量越來越少，現在每次洗頭髮時，只會掉落二十多根的頭髮。

第四案例　黑斑不見了

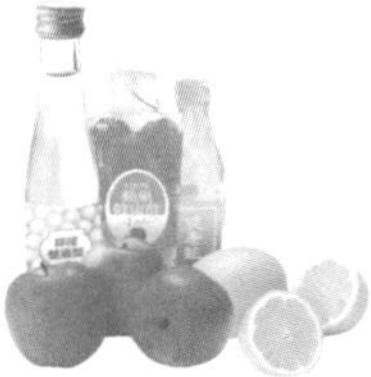

五年前，我使用過一種外國生產的晚霜。那時我天眞的以爲：價錢昂貴的外國化粧品對美白皮膚必定有幫助。結果呢？夢也想不到皮膚不但沒有被美白，反而長出了不少黑斑。

長在我臉上的黑斑與一般的老人斑不同，因爲它們會發熱，又有疼痛的現象，按它們時會有一種類似膿的液體被分泌出來，所以我只好去看醫生。

那時，醫生開給我含有類固醇成分的藥膏塗抹，想不到完全沒有效果。我前後換了三家皮膚科醫院，雖然醫生開給我的藥膏不相同，但是沒有一種能夠奏效。

後來，我又回頭使用號稱能消除黑斑的高價位化粧品，不但無效，那些類似黑斑的怪物更爲明顯化，我只能乾焦急！

一位退休的藥劑師看著我痛苦的過日子，叫我試吃「黑醋大蒜」看看。

我從來沒聽過什麼「黑醋大蒜」，不過，我已經拿那些黑斑沒有任何的辦法，因此決定試試再說。

事實上，我最怕吃或者喝酸的東西，但是爲了治好皮膚病，只好硬著頭皮吃「黑醋大蒜」，並且使用二十CC的浸蒜黑醋，稀釋後再飲用。

每天三餐後吃兩瓣「黑醋大蒜」。至於浸過大蒜的黑醋稀釋液只在早晚各飲用一次。

有一天我突然想到：黑醋與大蒜都具有強力的殺菌作用，那麼，除了吃與喝以外，爲何不使用它來塗抹皮膚呢？說不定對皮膚病有所幫助。

洗澡時，我先使用溫水與洗面乳洗淨臉部，再取一些浸過大蒜的黑醋，用那些黑醋塗抹在臉部（塗抹以前，使用三倍的水稀釋），再使用兩手輕拍。

剛開始時有些刺痛，但是很快的就習慣了。

接下來，我把浸過黑醋的大蒜剁成細碎片，和著一些麵粉，把它弄成糊狀塗抹於臉上半小時。時間一到就使用溫水洗掉（不要使用洗面乳）。每一個星期如此敷臉兩次。

在夜晚睡覺前，我也使用一些稀釋的黑醋塗抹於臉上。經過一個月後，我發覺長黑斑的皮膚變得比較柔軟了。而且不會再感到疼痛，也不會再分泌出類似膿的不潔物。

半年後，我臉上的黑斑幾乎不見了！

現在，我已經敢在不塗抹任何化粧品之下，到公眾場所亮相。我的體質本來屬於寒性，就算在炎熱的夏天也必須穿著襪子。如今，再也不必如此做了。

想必是「黑醋大蒜」從體內把形成黑斑的毒物趕盡殺絕了吧？正因爲「黑醋大蒜」使我恢復了自信，我將永遠的使用它。

第五案例　克服了長年的喉嚨痛

三年前，我在不知不覺中被肩膀酸痛盯上！同時變得極度的怕冷，食欲也跟著減弱，一旦工作過度感到勞累，疲勞感就會持續好多天。

從小我的喉嚨就很脆弱，只要稍微感到疲倦，扁桃腺就會腫痛起來，而且會發燒好多天。很多年前，我就割除了扁桃腺，不過，喉嚨的腫痛與疲勞感並沒有在開刀後完完全全的消失。

我在無法忍受之際，抽空去看醫生。醫生在檢查後說：「妳的各種症狀很可能來自更年期障礙。」醫生開給我藥物服用。又叮嚀我每星期到醫院接受一次複檢。

我一切依照醫生的吩咐做。但是經過了一段相當長的時間，仍然見不到任何的效果。喉嚨仍然很痛，怕冷的症狀也不曾獲得改善。這時我突然想起了大蒜（我家種植大蒜）。不過我對大蒜敬而遠之，因爲我不喜歡它的氣味。對於煮過的大蒜，我勉強能夠接受。

我老公、公公、婆婆，甚至小叔、小姑都喜歡吃生大蒜，說生大蒜對身體有很多好處。

以前我對他們的說法，只是一笑置之，並不放在心上。不過，我聽一位退休

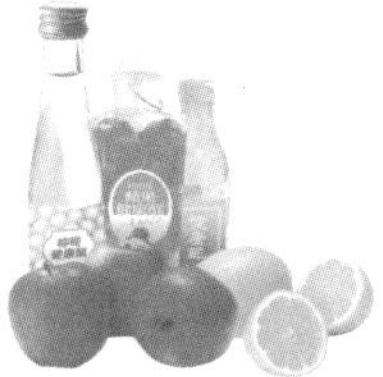

的護士長說，使用黑醋來醃漬大蒜，然後再吃大蒜、喝黑醋的話，可以醫好多種疾病，對於喉嚨痛、怕冷也不例外，所以我就對大蒜產生了興趣。

聽了這位退休護士長的話，我悄悄的做了兩瓶的「黑醋大蒜」，等到兩星期後飲用浸大蒜的黑醋。早晚各取二十CC的浸大蒜黑醋，再利用六十CC的冷開水稀釋後飲用。

因爲，我感覺到浸過大蒜的黑醋有些異味，所以我加入少許的蜂蜜。對於浸過的黑醋大蒜，經過一個月後我才吃它們。在每餐後吃兩瓣。也許是經過醃漬的關係吧？它們已經沒有了太多的異味。

◎更年期的症狀也跟著消失

我作夢也沒想到吃黑醋大蒜後，僅僅經過三天就收到了效果。首先，折磨我很久的慢性疲勞消失了，就連肩膀酸痛以及怕冷的症狀也逐漸的減輕。

再經過一個月後，我的食欲變得很好，喉嚨也不再疼痛了。我本來是爲了緩和更年期症狀而吃黑醋大蒜，作夢也想不到老毛病也跟著痊癒。這些效果讓我嚇了一大跳！

從此以後，我就一直沒有離開過「黑醋大蒜」。

◎膽固醇值從三〇〇mg/dl降低到一五〇mg/dl

我在三年前抽血檢查時，膽固醇值爲三〇〇mg/dl，醫生叫我注意飲食，少吃油膩的東西，還叫我多運動以降低膽固醇。但是我經營一家溫泉旅館，從早忙到晚，根本就沒有時間做事運動，頂多只能注意飲食而已。

在今年的六月，抽血檢查的結果，我的膽固醇值已經降低到一六〇mg/dl，已經進入正常的範圍。

但是，在那一段時期，我並沒有服用任何的藥物，更沒有改變生活習慣，只

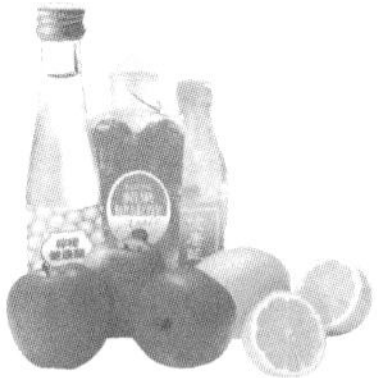

是吃黑醋大蒜而已。我想這是持續吃「黑醋大蒜」後，克服了我的更年期障礙，也消除我的喉嚨痛，還降低了膽固醇值的功勞。

第六案例　偏高的血壓下降並穩定

別人是在中年以後血壓才上升，而我卻是在三十五歲時血壓就上升到兩百，最小血壓也有一六〇。由於血壓太高，頭暈目眩很嚴重，因爲那種頭暈叫我無法忍受，只好尋求醫生開降壓劑服用。

我的父親是高血壓患者，所以我偏高的血壓可能是遺傳所致。

自從三十五歲開始服用降壓劑後，血壓並沒有升高到兩百，但仍然處於一六〇到一一〇之間，而且遇到精神稍微緊張或者喝些酒，血壓就會超過一七〇。

因此，除了服用降壓劑之外，我到處打聽是否有任何的食物能夠降低血壓。一直到兩年前，我才聽到黑醋大蒜對降低血壓有很大的幫助。我曾聽人家說過，黑醋含有豐富的氨基酸，所以我就做了不少的「黑醋大蒜」，很認眞的吃了起來。

我每天早晨都會淋浴，之後，我都要喝使用黑醋與開水沖泡的飲料。淋浴後喝稀釋浸大蒜黑醋特別的好喝，所以我要多喝一些。

除了在淋浴後喝黑醋稀釋液以外，在夜晚洗好澡以後，我也會喝一小杯的黑醋稀釋液。

至於那些浸過黑醋的大蒜，我分早晚兩次吃，一次吃兩瓣，偶爾在中午也吃一次。但是我在公司必須跟很多人接觸，因此在上班的中午我不吃大蒜。

如此經過大約半年，我到醫院檢查身體時，量出來的血壓爲一四〇到九〇，幾乎已經進入正常的範圍。

從那時起，我的血壓就始終不曾升高過。心中放下一塊巨石。我現在已經不再服用降壓劑，也沒有頭暈目眩的症狀發生，我的血壓也始終不曾升高。

◎肩膀不再酸痛

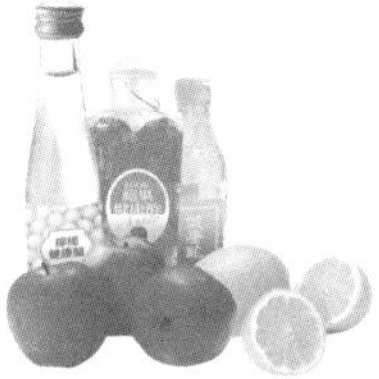

我很少保養自己的身體，既喝酒也抽菸，想必我的血液也不可能很潔淨。

可能是血液不潔淨，無怪乎我的肩膀長年感到酸痛，爲了治療肩膀酸痛，我去中醫診所接受針灸、推拿，但是這些只有一時的效果而已，並不能夠徹底的治好，爲此我感到很沮喪。

想不到，在吃黑醋大蒜後，我的肩膀逐漸的感到輕盈，再也不必請人推拿，這可能是黑醋大蒜發揮了淨血的作用，使得血液裏的毒素被排泄出來吧！

血液循環一旦轉爲良好，不僅是肩酸痛好了，就連大大小小的各種毛病都不見了。自從吃黑醋大蒜後，我不曾感冒過，體力也增加了不少。

(四)吃「黑醋牛蒡」的方法

只要把生的牛蒡放入黑醋裏醃一段時間後，它就能夠變成一道減肥、美容，以及增進體力的聖品。對於牛蒡這種東西，日本人自古以來就把它當成食品，而中國人卻把它當成藥物使用。可見它是一種具有藥效的蔬菜。

1.「黑醋牛蒡」的藥效

牛蒡所含的食物纖維很豐富。食物纖維能夠使通便的情形良好，更能夠預防肥胖、減少膽固醇、防止動脈硬化。

時常吃「黑醋牛蒡」的人，之所以能夠迅速的減肥，不外乎是食物纖維在體內發生作用。牛蒡所含的「旋複花粉」能夠使排尿順暢，增進腎臟的功能。

市販的增強精力的飲品都含有牛蒡的成分。因為牛蒡含有一種叫「精氨酸」的成分，它能夠增強精力，難怪時常吃牛蒡的人，似乎都有用之不完的精力。

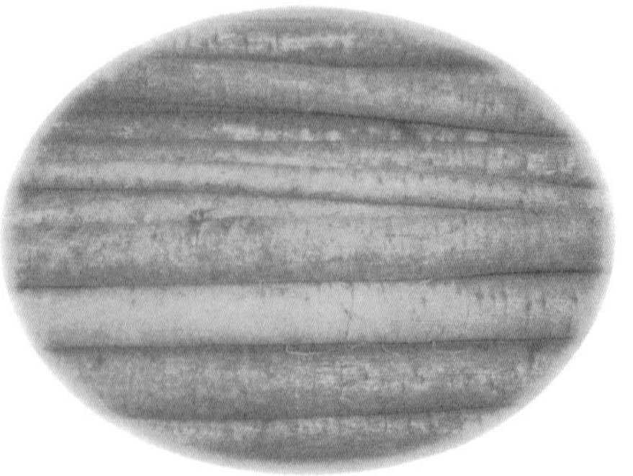

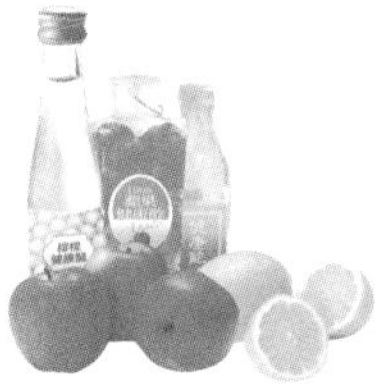

黑醋的藥效也叫人刮目相看。時常吃黑醋的人新陳代謝變得活潑，除了能夠防止肥胖以外，還對高血壓、肝臟有著明顯的功效。

黑醋所含的氨基酸能夠增加對人體有益的膽固醇，也會減少對人體有害的膽固醇，同時也能夠消除加速老化，以及罹患癌症的酸化油脂。

做「黑醋牛蒡」時的配角是蜂蜜以及炙甘草兩種東西，對於增進美容與健康都有幫助。正因爲搭配了蜂蜜以及炙甘草，黑醋的刺激就會變得緩和，就連胃腸不好的人都可以吃。

不過，胃部不夠強健的人，最好別在空腹時服用，改在飯後服用。如果你感覺到「黑醋牛蒡」的味道叫人難以下嚥的話，那就增加蜂蜜的用量吧！

2.「黑醋牛蒡」的做法

材料

兩個玻璃容器（大約能裝五百CC液體的寬口瓶子），牛蒡兩條（大約一百五十公克），天然釀造醋約三百CC，蜂蜜一大匙（或者多一些），炙甘草五公克（可以到中藥房購買）。

做法

①兩個玻璃容器以及蓋子使用清潔劑洗乾淨。再利用沸水消毒，使之乾燥。
②把炙甘草放入八十CC的水裏面，使用文火煎到只剩下五十CC爲止。
③待炙甘草的煎汁冷卻之後，使用清潔的紗布過濾，再取出黃色的甘草水。
④牛蒡洗淨後，使用菜刀背去掉外皮，再切成細片。
⑤把切成細片的牛蒡洗擦乾淨，放置於清潔的竹簍上面濾乾水分。

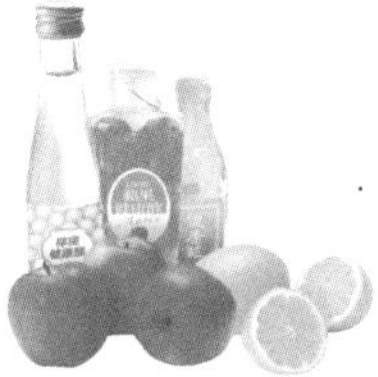

⑥把牛蒡細片放入玻璃容器裏面，再倒入甘草汁，加入一大匙的蜂蜜，以及三百CC的黑醋（汁液必須浸過牛蒡）。

⑦蓋上瓶蓋，再放入冰箱裏面。

⑧大約兩星期後就可以食用，但是放置一個月左右比較可口，藥效也比較良好。天氣炎熱時各種病菌都很活躍，因此在做「黑醋牛蒡」以及保存它時，都要特別的注意。

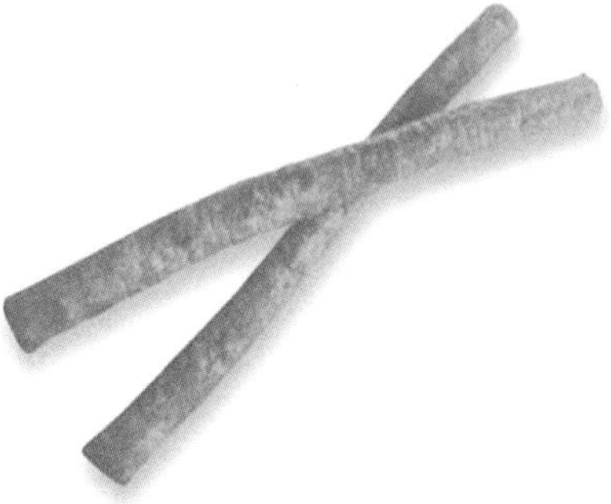

3.「黑醋牛蒡」的吃法

切細的牛蒡在早晚各吃一次。每一次的量為五至十五公克。不喜歡吃酸的人，不妨一面喝牛奶一面吃「黑醋牛蒡」，如此就能夠中和酸味。至於醃汁（黑醋）方面，則用冷開水稀釋五到十倍再飲用。

4.「黑醋牛蒡」的外用方法

直接把醃汁塗抹於患部的話，可以使腰痛、肩膀酸痛緩和下來。對於皮膚方面的疾病也很有效。利用塗抹的方式可以使鬆弛的皮膚收緊，膚色變得白皙。也可用於治療香港腳，以及使乾燥的腳踝變成光滑。

黑醋使用水稀釋成兩～三倍，就能夠當成美容化粧水使用。對於皮膚比較脆弱的人會構成刺激，諸如此類人，不妨稀釋成五～六倍再使用。

5. 吃「黑醋牛蒡」治好病痛的實例

第一案例　減輕七公斤體重，治好面皰

一位生了頭胎的媽媽突然有了便秘的現象。因爲不能順暢的排便，只好仰賴瀉藥。但是她在使用過一段時期後竟然成了習慣，同時效果也日漸減弱。

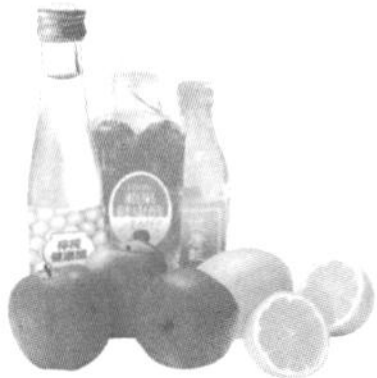

在那一段期間裏，她試盡了很多的偏方以及民間療法，但是始終得不到滿意的結果。就在她不知所措時，她的婆婆對她說：「妳就吃黑醋牛蒡吧！」

這位媽媽在心灰意冷之餘，抱著姑且一試的心理，自己做「黑醋牛蒡」試試。

她在每夜入睡以前都吃十到二十片「黑醋牛蒡」。想不到在吃了一個星期後，便秘的老毛病就消失了，人也感覺到清爽很多。本來粗糙的皮膚也大爲改善，臉色也日漸的轉好。

最叫這位媽媽感到驚訝的是：吃「黑醋牛蒡」一個半月後她的體重逐漸的減輕。本來稍微肥胖的她，老早就不能穿三年前訂製的衣裳，所以她好幾次想要減肥，但是久久不曾辦到。現在好啦！自從吃了「黑醋牛蒡」之後，不但治好了便秘，甚至達到了減肥的目的。兩個月來，她整整減輕了七公斤。

「黑醋牛蒡」的醃汁也有多種的效果。每逢潮濕的季節，或者穿著厚襪子的冬天時，她的腳底就會發癢。她存著試試也無妨的心理，在洗過澡後，使用牛蒡的醃汁（黑醋）塗抹腳底，經過了幾天後，腳底就不癢了。

每逢肩膀酸痛，她都在夜晚睡覺以前，使用一些牛蒡醃汁塗抹肩膀。如此一來，到了翌日早晨，肩膀就不再有酸痛的現象了。

「黑醋牛蒡」不僅使這位媽媽受惠，同時也惠及她的女兒。她女兒是國中二年級學生，幾年來，一直爲嚴重的面皰所苦惱。

她女兒的面皰從額頭一直長到鼻頭，面皰的先端紅腫，而且每一顆都有膿，始終好不起來。雖然她好幾次帶女兒去看皮膚科醫生，但是都沒有結果。

醫生都說沒有關係，隔一段時間就會自然的痊癒，而且給她女兒的塗抹藥膏千篇一律都是副腎皮質軟膏。

這位媽媽的女兒已經懶得塗抹那種軟膏，因爲它沒有多大的效果。那時，這位媽媽的婆婆教她女兒在入浴後，洗淨臉面，再把「黑醋牛蒡」的醃液用水稀釋

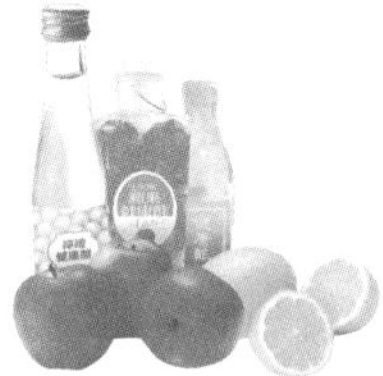

成五倍，再使用脫脂棉塗抹臉部。

如此做之後，本來化膿的面皰竟然乾了！隔幾天後脫掉了一層皮。就這樣一乾一脫，她女兒的面皰消失了，皮膚變得光滑白嫩，她的同學一直在問她，她是怎麼辦到的？她好心的告訴她們塗抹黑醋。

在生完孩子後罹患便秘的婦女很多，諸如此類的婦女不如服用「黑醋牛蒡」。牛蒡豐富的纖維質能夠使腸胃的運動活潑，使通便的情形良好。

黑醋所含有的檸檬酸能夠促進腸胃的功能，使消化吸收轉爲良好，當然就有助於通便。

牛蒡所含的丹寧酸具有抗菌、消炎、收斂等作用，同時也能夠治好面皰。

第二案例　身體脂肪率減少３％

我很偶然的在一本醫學刊物看到一則報導：吃「黑醋牛蒡」對減肥很有幫助。當時我只是看了一下，並沒想到要做「黑醋牛蒡」來吃，因爲我一向很懶。

想不到，大約經過一個月左右，有一天黃昏，大姊給我一大瓶的「黑醋牛蒡」。大姊對我說：「我的一位女同事因爲吃了『黑醋牛蒡』瘦了十公斤左右，她在興奮之餘，做了很多瓶的『黑醋牛蒡』送給好友。我也獲得一瓶，所以送給一心想減肥的妳……」

我一向不喜歡酸味的醋，不要說是「醋」，就是使用醋烹調的食物我也極少吃。或許這就是我瘦不下來的原因之一吧？

不過，在一年半以前，我爲熱門的「醋減肥法」動了心，悄悄的喝起了稀釋的蘋果醋，而且旣持續又勤奮的喝，但是經過兩～三個月後，體重依然停留於四十九公斤。那一次我實在太失望了！再也不想減肥了。

我的個子很矮，只有一五一公分，體重卻有四十九公斤，所以我希望能減輕五公斤左右，但是喝蘋果醋對我並沒有產生減肥的功效。

想不到，我的大姊給我的一瓶「黑醋牛蒡」，它也是利用號稱具有減肥效果

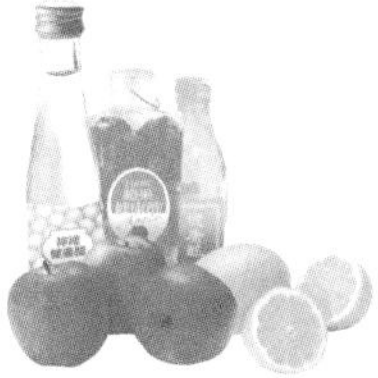

的黑醋做成，不同的是它添加了牛蒡。那時，我還不知道「牛蒡」是什麼「東西」，但是它被製成「減肥食品」必然有它的道理。

想到此，我的心又蠢蠢欲動。本來已經不想「減肥之心」又再度活了過來。我喝了「黑醋牛蒡」一口（當然是在稀釋三倍之後），感覺到它並沒有想像中的酸，而且還有淡淡的甜味呢！原來是加入了蜂蜜。

我感覺到它比蘋果醋好喝很多，於是，不管它是否眞的能夠減肥，早晚各取二十CC的浸牛蒡黑醋，利用冷開水稀釋成五倍再飲用。關於牛蒡方面，我每次吃大約十五公克的量。

在那一段時期，我並沒有節制飲食，三餐都照吃，每餐仍然吃一碗飯，但是我還是很順利的減輕體重。

◎能夠睡得很熟

吃「黑醋牛蒡」兩個月後，我減輕了四公斤體重。

在兩個月前，我穿起來很緊繃的牛仔褲逐漸的變得寬鬆，使我明顯的感受到變瘦了。

我認爲自己的肥胖與便秘不無關係。自從吃「黑醋牛蒡」以後，便秘就逐漸的被消除，變得每天都能夠按時的排便，於是我就順理成章的瘦了四、五公斤。

便秘的問題迎刃而解之後，我的皮膚上也不再長出斑點了。在被便秘糾纏的期間裡，我的額頭、髮際長滿了髒兮兮的面皰，叫我不敢出門一步。

如今，因爲不再便秘，所以不僅沒有任何的斑點長出，本來粗糙的皮膚也變得細緻了。

在吃「黑醋牛蒡」以前，每年到了嚴冬我的手腳就會變得異常的冰冷。在一天當中，只有在洗熱水浴後身體會感到暖和一些，其餘的時間，就算鑽入棉被裏，手腳也冷得發抖，所以時常睡不著覺。

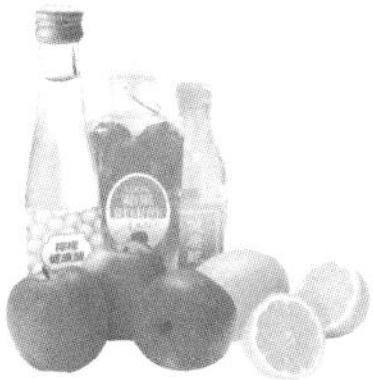

不過，在吃「黑醋牛蒡」後，我逐漸的不會感到手腳冰冷，一旦進入棉被裏就能夠很快的睡著，健康方面也轉好了很多。同時，我的身體脂肪率也減少了3%。

第三案例　膝蓋不再疼痛

兩年前，我在一位好友的建議之下，開始吃「黑醋牛蒡」。我一面喝黑醋的稀釋液，一面吃浸過黑醋的牛蒡。

在這之前，我在爬山時摔傷了兩腿的膝蓋。雖然傷勢很快就復原，但是膝蓋卻始終疼痛。正因爲膝蓋一直疼痛，所以不要說是打坐，甚至連走起路來也感到困難，而且時常跌倒。

我的身高只有一五五公分，體重卻有七十七公斤。年輕時很瘦，但是在生了三個孩子後，體重增加了很多。每生下一個孩子，體重就會增加將近十公斤。

如此沈重的身體給膝蓋很大的負擔。爲了消除膝蓋的疼痛，我認爲非減輕體重不可。

我正在苦思如何減輕體重時，有一位朋友叫我採取「黑醋牛蒡」療法。這位朋友說，只要每天持續的吃「黑醋牛蒡」，就可以使血液變成潔淨，並且有助於循環，能夠大幅度改善各種疾病，所以我決定試一試。

我爲了快速消除肥胖，把本來只飲用兩次就可以見效的方式改爲每天飲用三次，也就是在早、午、晚餐後各飲用一次。

使用三倍以上的冷開水稀釋之後，「黑醋牛蒡」還是相當的酸。我那位朋友說，怕酸的話可以加入一些蜂蜜或者黑糖，但是我怕胖，所以沒有加任何的東西。

在開始飲用「黑醋牛蒡」以後，我也稍微調整一下自己的飲食。我每餐吃一碗白米飯，並且減少甜食以及油膩的食物，發誓一定要減肥成功。

◎體重每月減輕兩公斤

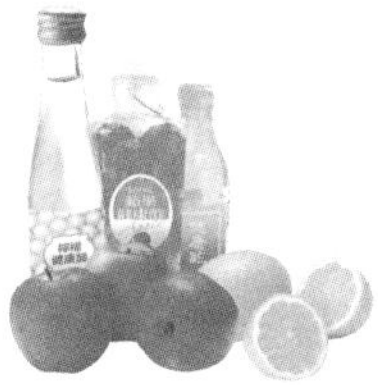

我飲用「黑醋牛蒡」大約兩個月後，根本就沒有什麼反應。當時我以爲它並不適合我呢！所以有一點灰心，但是並沒有放棄，還是繼續的喝下去。

一直到三個月後，我才感到體重有了變化。在那一個月裏體重減輕了兩公斤，從此，每個月都減輕大約兩公斤左右。

在一年之內，我的體重就減輕了十四公斤，變成六十四公斤。以後，體重始終沒有增加。

我感覺到身體變輕了，雖然膝蓋仍然有些微疼痛，但是比起從前已經不算什麼了。

在兩年前，我的膝蓋疼痛得很嚴重，現在只剩下些微的小痛而已。我相信只要持續的喝下去，我的膝蓋就會完全不痛，相信這一天很快的就會到來。

◎我母親的尿蛋白值下降很多

我的母親從年輕起健康情形就不好，大小病不斷，五十歲時尿中出現了蛋白，所以必須控制鹽分的攝取。

不過，因爲母親的家族並沒有糖尿病史，所以她一向不注意自己攝取的糖分是否過多。她非常喜歡吃甜的東西，而且一次就吃好多。

一年前，我母親因爲感覺到身體不舒服，到附近的醫院接受檢查，醫生說她的血糖值高達三八〇mg/dl，聽到醫生如此說，我母親嚇了一大跳！

那時，母親才知道自己甜食吃多。平時，她只注意到限制鹽分的攝取，除此以外，她一向是暴飲暴食。

我母親已經六十多歲了，但是她仍然愛吃肉類以及油炸食物，不像一般的老人喜歡吃清淡的食物。

被醫生宣佈爲血糖值過高以後，我的母親才驚醒過來。

她再也不敢吃大魚大肉，甜食只有偶爾會吃一些，飯量則減少了一半。當然

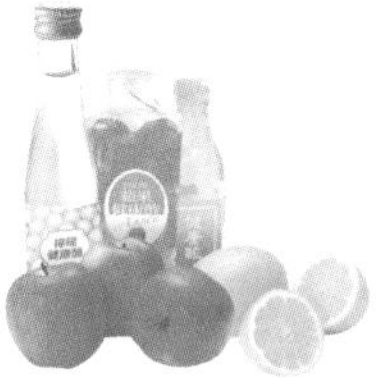

啦！她也開始做適度的運動，每星期參加兩次老人的登山活動，而且只要有空，她就會到附近的河濱公園散步。

◎尿蛋白的數值恢復正常

我的母親對健康食品很有興趣，只要聽到什麼東西對健康有好處，立刻就會買回來吃。像所謂的健康飲品、藥酒等已經擺滿了整個櫃子。

在醫生宣佈我母親的血糖值過高以後，她就打聽到吃「黑醋牛蒡」對她的病情有幫助。她還對我說，「黑醋牛蒡」對肩膀酸痛、腰痛很有效呢！

我母親大約在一年前開始吃「黑醋牛蒡」。她固定在每天早晚各吃大約十公克的「黑醋牛蒡」，連帶喝大約二十CC的浸牛蒡黑醋。如此持續三個月後，她的血糖值就開始下降了。

我母親到附近的醫院抽血檢查的結果，不但血糖值降低到一一〇mg/dl，甚至尿蛋白與膽固醇值也都回到正常的範圍內。

在吃「黑醋牛蒡」以前，我母親時常會訴說頭暈目眩，現在已經沒有這種現象了。

第四案例　腰圍縮小八公分

我吃「黑醋牛蒡」至今已經整整兩年了。雖然它吃起來有一點兒酸酸的，但是它帶給我很多好處。也讓我改善了好多病痛，它的藥效在我身上得到最好的印證，我對它充滿了感恩之情。

我身高一五四公分，體重五十八公斤。在吃「黑醋牛蒡」一年以後，體重減輕到五十公斤。不過，我的體重並非突然的減輕，而是慢慢的減輕下來。剛開始時，我並沒有感覺會到，只覺得平常穿的衣服變得有些寬鬆。

有一天，我突然感覺到衣服變得更寬鬆了，等到量體重時才知道體重足足減輕了六公斤。

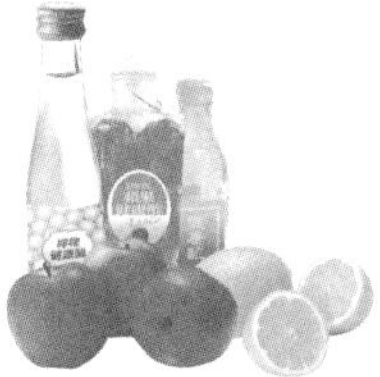

那時，有一些久未謀面的朋友見到我時，都很訝異我的改變。而從她們口中的一句話：「妳瘦啦！」使我更能肯定自己的改變，當然心中的雀躍是無法以筆墨來形容的。

雖然我對酸的食物並不排斥，不過，我卻極少使用醋來調味。所以當我聽到吃「黑醋牛蒡」能夠消除多餘的脂肪時，起初並不是很相信，因爲當時我曾經想過：如果吃「黑醋牛蒡」眞的能夠減肥的話，那麼我時常吃楊桃、葡萄柚等的水果，不是早該瘦下來嗎？可是我一直是胖胖的。

我的心裏雖然不能苟同，但是由於減肥心切，所以還是以「試試再說」的心理吃「黑醋牛蒡」。

我作夢也沒有想到：我多年的噩夢「便秘」在吃「黑醋牛蒡」兩天後就獲得改善。我本來三天才上大號一次，而且排便很困難。現在則可以每天按時上大號一次了。

隨著便秘的獲得紓解，腹腫的感覺也逐漸的被消除。

在這之前，很多人一看到我都會問我懷孕幾個月啦？真是叫人啼笑皆非。

本來我的腰圍有七十公分，現在已經瘦到六十三公分了。因此，以前所穿的衣服變得很寬鬆。

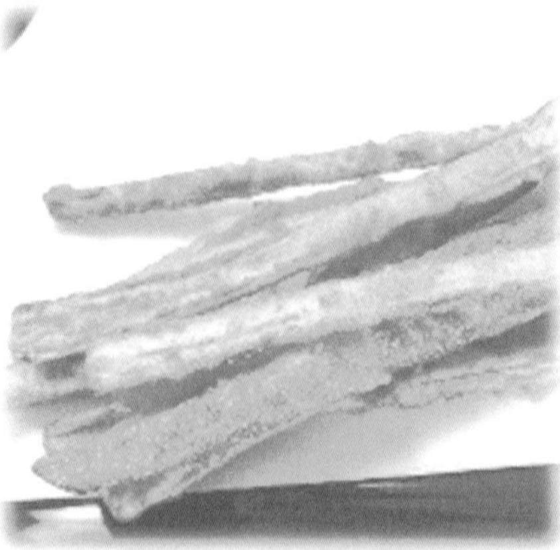

當我的體重還是五十八公斤時，我只要拿起大約五公斤重的東西，或者爬到三樓就會感到上氣不接下氣，如今已經沒有這種狀況了。

自從持續吃「黑醋牛蒡」以後，我的健康狀況有了很明顯的變化。以前，每年只要到了秋季，在夏季所累積下來的疲勞就會出現，大小病症也會接踵而來，

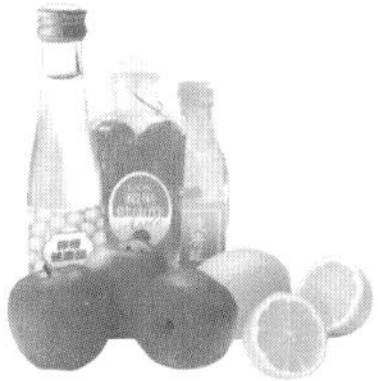

甚至往往要躺在床上達一個月之久。

到了冬季情況就更糟糕了，周圍的人沒人感冒，唯獨我一個人一直被感冒的病毒所侵犯。

一直到了這一兩年來不管是秋季還是冬季，我再也不曾感冒了。

不僅如此，以前我也不知道是什麼原因？只要季節交替時，我的小腿就會開始酸痛，有時由於酸痛的情形很嚴重，以致整晚都無法入眠。所幸，這一兩年來已經沒有這樣的情形發生。

現在，我已經可以自由的活動身體，所以能夠隨心所欲的做家事了。我甚至開始到一家公司上班呢！

因爲我的工作只有半天，所以還有餘力到另一家公司上班呢！有時到醫院當義工，一星期服務兩天。

現在，我已經改穿小號的衣服。如果碰到特別的設計，我甚至可以穿最小的尺寸。

我是一名中年婦女，以前看到年輕人穿牛仔褲，我也很想穿穿看，但是由於肥胖只好作罷，可是現在我也能夠穿上緊身的牛仔褲了。今後我仍然要持續的吃「黑醋牛蒡」，讓自己更健康。

第五案例　我變成了「小屁股」

我吃了母親做的「黑醋牛蒡」已經一年了。這幾年來，吃「醋」似乎很流行，我那愛漂亮的母親也趕上「吃醋」風潮，不但吃「醋」，還加上「牛蒡」這種蔬菜，說是效果比純「吃醋」更爲良好。

在這之前，我也試著喝單純的黑醋。我一向很不喜歡「吃醋」，因爲受不了那種叫人「窒息」的酸味，所以不到兩天就放棄了。

我母親一再的強調「黑醋牛蒡」很好吃，因爲加入了蜂蜜。聽了母親的說以後，我萌生了「試試也無妨」的念頭，當著母親的面吃了一片「黑醋牛蒡」。的

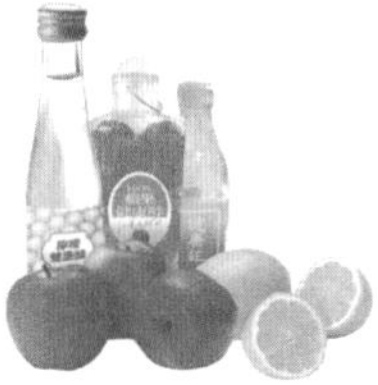

確，它比單純的黑醋好吃不少，所以我就在早晚各吃十片「黑醋牛蒡」，並且喝一小杯浸過牛蒡的黑醋（稀釋成五倍）。

老實說，我吃「黑醋牛蒡」的最大目的是減肥。

我的期望果然不落空，在吃「黑醋牛蒡」一星期後，我的體重減輕了一公斤。

接下來的一星期，我又減輕了一公斤。再下來的一個月減輕了兩公斤。從此以後，我的體重不再減輕。我的身高一五五公分，體重本來五十二公斤。如今減輕了四公斤，變成四十八公斤，所以不必再減輕體重了。

雖然只瘦了四公斤，但是從外表也可以看出來。

我的女同事們都異口同聲的說：「妳瘦啦！」有些同事說我的臉變小了。對於臉部我並不很在乎，我最高興的是腹部周圍發生了很大的變化。

最明顯的一點，就是下腹部變成平坦。在這之前也許是與便秘有關，我的下腹部很明顯的向前凸了出來。

自從開始吃「黑醋牛蒡」後，本來每三天才上大號一次的排便習慣，變成每天都按時排便一次的習慣，同時下腹部也變成扁平了。

不僅是下腹部變成扁平而已，就連腰部也變細了。以往每逢坐下來時，肚子一帶就會感到壓迫，叫人感到很不舒服，今天再也無此困擾了。

臀部也變小了不少。以前穿裙子時臀部會感到緊繃，就連內褲的線條也若隱若現，現在已經變得寬鬆，我再也不必擔心臀圍了。下次選購衣服時，我一定要添置比現在小一號的衣服。

我以為「黑醋牛蒡」只能夠用來減肥，事實上並不然，它亦能夠有效的調整身體的狀況。

很可能是我整天坐在電腦前面工作吧！從背脊到頸部之間常常感到酸痛，一雙眼睛也老是感到疲勞。自從吃了「黑醋牛蒡」以後，上述的兩種症狀逐漸的變

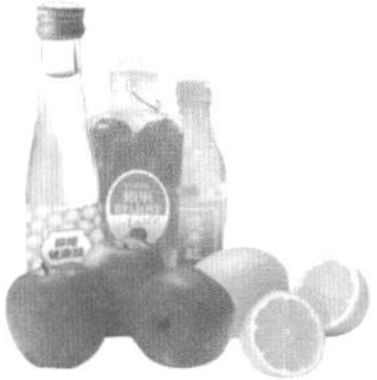

得輕微，不久之後就消失得一乾兩淨了。

◎能夠在輕鬆的氣氛下減肥

自從吃「黑醋牛蒡」之後，好事一連串的發生，而且它又不是很難吃的一種藥食。

通常，我都是把「黑醋牛蒡」放入冰箱裏保存。晨昏時把它拿出來，每次夾出大約十片的「黑醋牛蒡」吃，同時也喝半杯經過稀釋的浸牛蒡黑醋。

在吃早餐時，只要喝半杯「黑醋牛蒡」的稀釋液，以及吃幾片浸醋牛蒡後，就會感到渾身衝勁十足，工作也不容易疲勞。

夜晚，我習慣一面看電視，一面在很輕鬆的氣氛下吃「黑醋牛蒡」。

如此的減肥方式不是很輕鬆嗎？如今我仍然照常飲食，在公司裏也照樣吃甜點，而且我也沒有太多的時間運動。儘管如此，我仍然瘦了下來。這也是唯有吃

「黑醋牛蒡」才能辦到的事情。

㈤吃「醋紅甜椒」的方法

最近，醫學界的人士一直呼籲：為了預防動脈硬化症的發生，當務之急就是使「血液潔淨」、「消除血管裏面的廢物」。亞洲人死因排名的第二及第三位為「心肌梗塞」以及「腦梗塞」。

所謂的「動脈硬化」，乃是指動脈內壁充滿了膽固醇，使血管變得狹窄，進而變成堅硬脆弱。如此一來，血液就不容易流通，血管裏面將出現血栓，使血管容易斷掉。不僅如此，同時也會使高血壓、痴呆症惡化，也可能導致其他疾病。

所謂的「膽固醇」，乃是一種類似脂肪的物質，廣泛地分佈於人體裏面。血液中的膽固醇有兩種，一種對人體有利（號稱「ＨＤＬ」）。這種ＨＤＬ膽固醇能夠清除血管裏的雜物，只要血管裏的「HDL」比較多，多餘的膽固醇就會被回收，使血液變成潔淨，所以能夠預防高血壓以及心肌梗塞等的文明病。

反過來說，所謂的「LDL」（對人體有害的膽固醇）卻會使膽固醇黏在血管壁。

如果醫生對你說：「你的膽固醇值過高，應該特別注意。」的話，那就表示「LDL膽固醇」太多。此種「LDL膽固醇」一旦被氧化，將直接導致動脈硬化的原因。

「HDL」一旦被氧化，它將失去它的功能，不能回收多餘的膽固醇，以致使人罹患文明病。

那麼，在何種狀況之下，「HDL」會被氧化呢？無非是活性氧（自由基）在作怪。

所謂的「活性氧」，乃是氧氣進入人體裏，經過變化而形成者。顧名思義，它乃是一種活動性很高的氧氣，所以會使體內的氧化加速地進行。所以對人體來說，它是一種有害的物質。

通常，我們的體內都有少量的活性氧存在。只要精神感到焦躁緊張、暴露於紫外中、受到有害物質的影響，以及年齡增長之後，活性氧的量就會急速的增加。

活性氧一旦增加，就連正常的細胞也會受到攻擊而受傷。

細胞一旦受傷，在細胞分裂之際，將無法傳達正常的遺傳情報，所以會導致種種文明病的產生。

老化象徵的白內障，亦是以活性氧爲原因。白內障的原因是：製造水晶體的蛋白質被活性氧所氧化而引起。

欲消除對身體有害的活性氧，首要的條件是攝取具有強大抗氧化力的食品。

在衆多的食品裏面，紅甜椒所具有的抗氧化力，堪稱沒有任何的食品能夠與之抗衡。因爲紅甜椒沒有特殊的怪味，就算每天吃它也不會使人厭惡。

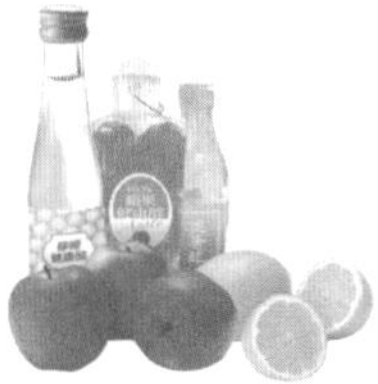

為了健康著想，最好把紅甜椒引入食的生活裏面。

紅甜椒抗氧化的秘密在於它的顏色。這種顏色就是所謂的「椒紅素」。它所具有的抗氧力為胡蘿蔔素（胡蘿蔔所具有的色素）的一・五倍。

紅甜椒也含有豐富的維他命C與E（同樣具有抗氧化作用）。紅甜椒的維他命C含量為檸檬的兩倍。維他命E號稱為「返老還童」的維他命，多量攝取的話，就可以延遲老化。

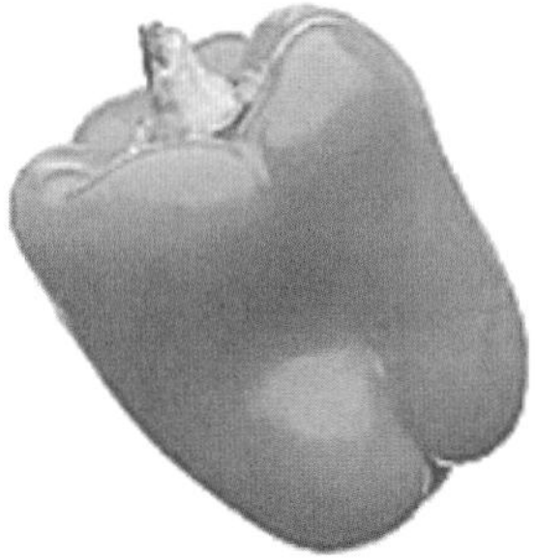

如今，已經有不少人在研究使用抗氧化營養食品預防老人痴呆症以及帕金森病。紅甜椒對於這些疾病的效果，相信在不久後，將廣為人知。

為了每天都吃紅甜椒，最好使用醋來醃漬它。因為使用醋醃漬的方式，可以防止維他命類從切口氧化。同時只要一次醃漬多一些，就算在忙碌的時期內也可以吃到「醋紅甜椒」。

吃「醋紅甜椒」亦可獲得醋所具有的健康效果。也能夠使血液變得潔淨，改善動脈硬化，並且很有效的消除活性氧。

醋與任何食品搭配之後，就能夠很有效的引出它們的藥效，甚至增強它們的藥效。基於這一點，「醋紅甜椒」可說是最強大的抗氧化食品。

換句話說，「醋紅甜椒」乃是預防心臟病、腦中風、癌、高血壓、白內障等最適合的食品。

由於醋的殺菌效果，腸內的惡菌將被消除，同時紅甜椒所含有的寡糖將成爲腸內益菌的食餌，使腸內環境變得良好。

腸內環境變得良好之後，腸道就能夠更有效的吸收紅甜椒的營養。吃「醋紅甜椒」使血液變得潔淨，腸內環境獲得改善後，代謝能力將再被提升，結果呢？便秘、肥胖就能夠獲得改善，皮膚也會變得漂亮。

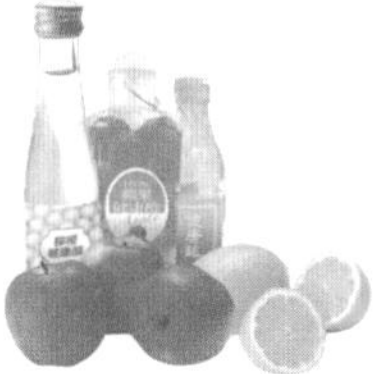

同時，醃漬紅甜椒的醋也含有水溶性的維他命類。吃完了醋醃的紅甜椒以後，最好也喝一些醃過紅甜椒的醋（必須用水稀釋成五倍左右）。

1.「醋紅甜椒」的做法

材料

紅甜椒三個，切成細薄的薑四片，醋半杯，水半杯，砂糖三大匙，鹽一小匙。

做法

①三個紅甜椒切成一口大小的塊狀。

②把醋、水、砂糖、鹽放入容器裏面，放入微波爐裏加熱兩分鐘，或者使用

鍋子煮沸也可以。

③待②冷卻以後，加入①以及薑，放入密閉容器裏保存，必須使紅甜椒全部浸在醋裏面。

④醃漬五天後就可以食用。

⑤每天吃兩次，一次吃三到四片。

⑥加入的砂糖與鹽的量，可憑個人的喜好增加或減少。

2.吃「醋紅甜椒」減肥與治好病痛的案例

第一案例　我整整瘦了十八公斤

兩年前，由於某種原因，我辭掉了服務長達二十年的金融機構，回到了久別的故鄉，那時我就下了最大的決心：一定要減肥成功。

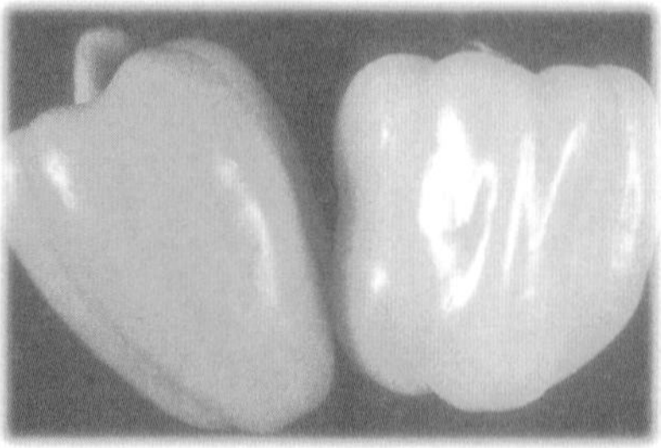

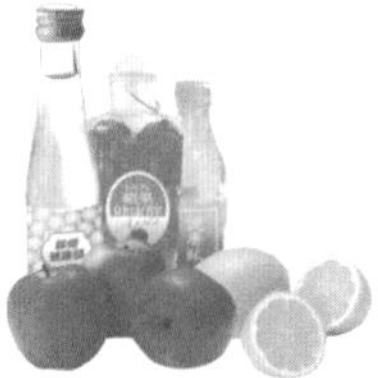

我認爲一旦辭掉了工作之後，就會變得「無事一身輕」，當然也就可以利用那一段時間減肥。我家附近有一家「自然食療推廣中心」，所以我回到故鄉後就到那裡報名。那些美容師指導我節食和運動的方法，並且教我做韻律體操。

那時，我的體重六十七公斤，身高卻只有一五〇公分，不管是從哪個角度看，我都是不折不扣的「大胖子」。

因爲我身材矮胖，一向都穿著十五號的衣服，而這種衣服只有「大號專櫃」才有，並非到處都可以買得到。因爲我的個子矮，穿十五號的衣服時袖子與褲管都太長，非得請人修改不可，所以很不划算。

同時我也抽菸並喜歡吃肉類，所以時常感到不安，認爲血液可能已經變得不潔淨，因此去接受一次健康檢查。檢查後的報告把我嚇壞了。

那時，我的中性脂肪（人體內最爲普遍性的脂肪）值竟然有三〇〇mg/dl（正常值爲一五〇mg/dl 以下），實在是太高了！

看到了那份報告後，我產生了一種危機感。我把這種情形告訴美容師時，她對我說：「妳的飲食生活最好以蔬菜爲中心，不要吃太多，只要吃八分飽就可以了。」

在這之前，我習慣吃得飽飽的，聽了美容師的話後很不以爲然。但是想減肥的話，似乎只有這一條路可行了，所以我把「飲食生活以蔬菜爲中心，只吃八分飽」這句話當成金科玉律。

從那一天起，我就開始做韻律操、節食，儘量的避免葷腥食物。心想：只要做到如此必定能夠瘦下來。

但是我的期望落空了。經過了三個月之後，我的體重只減輕了半公斤！我的失望帶來了頹廢，我決定放棄任何減肥方式，只想大吃大喝。

就在我開始大吃大喝的第三天，我久未謀面的一位大學死黨來看我。她看到我的第一句話是：「天哪！妳怎麼胖成這樣子？」

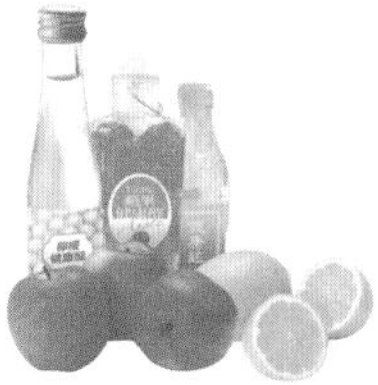

我對她訴苦，說出了自己在減肥方面的一連串挫折。她在聽完之後，對我說：「妳知道瘦不下的最大原因嗎？告訴妳，那就是妳的血液不乾淨。只要血液變得乾淨就不難瘦下來！」

聽老同學這樣說，我還是不抱很大的希望，不過我退一步想：縱然不會瘦下來，能夠使混濁的血液變得潔淨也不失爲一件好事，所以我就存著「試試看」的心理做了一些「醋紅甜椒」。

這種所謂「醋紅甜椒」做起來並不費時，吃起來很可口，好像是在吃「醋醃脆瓜」似的。

我每次使用半杯水、半杯醋、三大匙砂糖、一小匙鹽，把它們充分攪拌以後，放入微波爐裏面加熱兩分鐘，待它冷卻後，把它放入玻璃瓶裏面，再加入四片薑及切成一口大小的紅甜椒。

把這個放入紅甜椒的容器，移到通風的地方，或者冰箱裏，五天後就可以食用。一天吃兩次，分成晨昏食用，每次吃三～四片。

做「醋紅甜椒」時不必拘泥於使用哪一種醋，不過我一向喜歡使用黑醋。有時一天吃三次，分成早、午、晚各吃四片。有時在晨昏各吃一次，臨睡前再吃一次。

吃「醋紅甜椒」三個星期後，我的體重減輕了一公斤。

再下來的兩個星期後又減輕了兩公斤，接下來的一星期後又減輕了一公斤。

以前，不管我如何節制飲食、如何做韻律操，經過三個月後只減輕了一公斤。但是在吃「醋紅甜椒」後，只在一個多月的時間內我就減輕了四公斤。

在這之後，平均每一個星期我的體重會減輕一公斤。

因爲體重減輕得相當快速，我眞的有些害怕呢！

經過幾個月後，我的體重減輕了十八公斤，變成四十八公斤。從此以後就不再減輕。我本來穿十五號的衣服，現在則改穿九號的衣服。九號衣服的腰圍是六

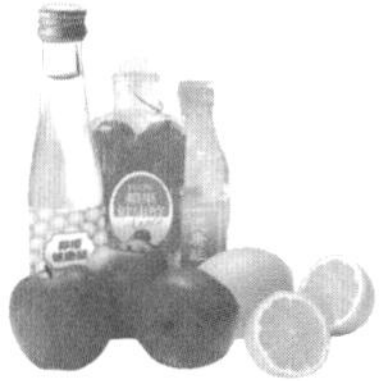

十四公分，但是我還嫌它大了一些呢！

我去醫院檢查血液的結果，才知道，本來爲三〇〇mg/dl 的中性脂肪值變成了一五〇mg/dl，總膽固醇值也從二二〇mg/dl降低到一七〇mg/dl，已經進入正常的範圍。

以前的同事看到苗條的我時，都睜大眼睛問我到底怎麼辦到的？我就照實的告訴她們吃「醋紅甜椒」的減肥經過，並且強調說：「減肥的要務是使血液變得潔淨」。

我老公的總膽固醇也很高。他又喜歡喝酒，時常吃油炸的東西。我很耽心他的健康，勸他多吃一些「醋紅甜椒」，但是他不領情，說那必定是很難吃的東西。

我拿他沒有辦法。有一天，我把「醋紅甜椒」切細，把它加入老公吃的沙拉裏面。如此一來，他竟然說：「這種沙拉很可口。」便開始大口的吃。

最近，我老公的總膽固醇值已經下降到正常值，變得了容光煥發。我那就讀國中三年級的女兒由於偏食，時常爲便秘所苦。不過，她在吃了「醋紅甜椒」後，便秘症也消失得無影無蹤。

一個人只要代謝（體內分解廢物以及必要物的作用）不良時，不管如何的限制飲食、如何的從事各種運動，都不能獲得預期的效果。欲提高代謝機能的話，首要之務是使血液變得潔淨，使體內有新鮮的氧氣循環。只要把抗氧化力很強的「醋紅甜椒」引入日常食的生活裏面，就能夠使血液變得潔淨，代謝的機能增強。結果呢！體內的脂肪很容易燃燒，當然能夠順利的減肥。

第二案例　偏高的膽固醇值歸入正常

大約十年前我罹患了急性胰臟炎。那時，我的公公、婆婆的身體都不好，就連我的孩子也大病、小病不斷。在這種狀況之下，我不可能悠閒的住院治療，只好在身體狀況仍然不良的情況下出院。

自從那次以後，我的身體就一直很不好，老是感到右半身很沈重，同時身體

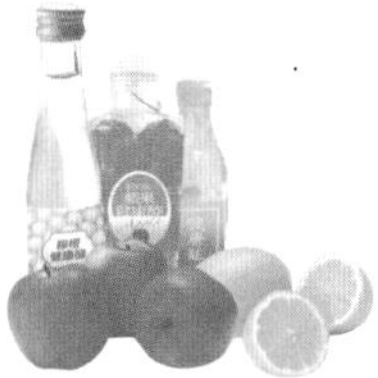

到處都很疼痛。

我每年都要定期接受一次健康檢查。所幸，一直沒有重大的疾病，只是總膽固醇值稍高一些，所以醫生叫我在飲食方面多注意些。

我雖然依照醫生的吩咐，在飲食方面相當的注意，但是總膽固醇值總是年復一年的增高。去年健康檢查時總膽固醇值已經升高到二五〇mg/dl（正常值爲二二〇mg/dl 以下）。

直到今年的健康檢查前，我以爲膽固醇值升高到二六〇mg/dl，以致感到很不安。想不到檢查的結果，總膽固醇值升高到二七〇mg/dl。

今年的夏初，我的老公因爲胃病必須開刀。爲了一連串的準備事宜我忙翻了，結果我異常疲倦、頭暈目眩，甚至感到噁心欲吐。

因爲老公要住院，我必須照顧他。如果持續那些症狀的話將影響到看護的工作，所以我只好在老公接受開刀之前，先去接受一次的檢查。結果，才知道總膽固醇值高達二八〇mg/dl。

醫生說：「膽固醇這麼高，只限制飲食是無濟於事的，妳必須服用藥物。」

「什麼！我必須服藥？」我嚇得叫了出來。在這之前，我雖然時常感到身體不舒服，但是我盡可能的不服用藥物。想不到醫生卻叫我每天服用降低膽固醇的藥物。

我對一向很親近的妯娌訴及我的苦處時，她對我說：「那麼，妳就試試『醋紅甜椒』吧！」

「什麼是『醋紅甜椒』呀？」我反問她，因爲我不曾聽過這個名詞，感覺很陌生。

「就是使用醋醃漬的紅甜椒啊！吃起來就跟脆瓜差不多。以前我的總膽固醇

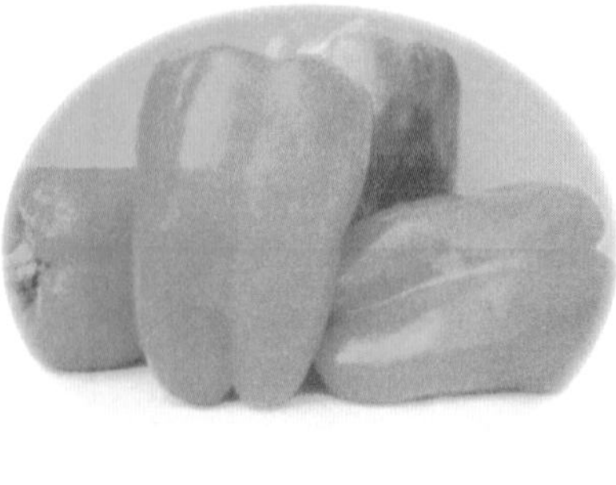

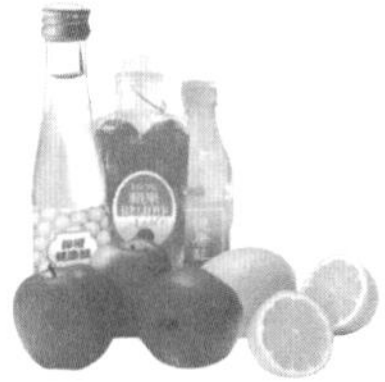

也很高，有人叫我吃『醋紅甜椒』，我在吃了它以後，總膽固醇值眞的下降了。」

「既然有如此的『好康』，我也要試試看……」我對妯娌說，並立刻去購買紅甜椒與黑醋。

我把紅甜椒切成小片，再放入玻璃瓶裏面。另外使用半杯黑醋、半杯水、三大匙砂糖、一小匙鹽放入鍋裏同煮，待冷卻以後，再連同四片薑，全部灌入裝有紅甜椒的玻璃瓶裏面。

我把這個盛紅甜椒的瓶子放置於通風處五天～七天。如此就可以食用了。

做出來的「醋紅甜椒」比我想像中還可口，所以我認爲長期吃下去絕對不成問題。從此以後，我每天都在上午以及黃昏的時候各吃一次「醋紅甜椒」，每次吃五片。

◎只服藥不可能下降得如此的快速

開始吃「醋紅甜椒」一個月，我到醫院接受血液檢查，才知道，膽固醇值已經下降到一八○mg/dl。主治醫生說：「實在太好了。」所以他叫我不必每天服藥，改爲每隔一天服藥。

我認爲膽固醇值下降得如此快速，並非只是藥劑在發揮功效。我也對藥劑師說：「在一個月之內，我的總膽固醇值就從二八○mg/dl下降到一八○mg/dl。」時，藥劑師說：「只服用藥劑，總膽固醇值不會下降得那麼快速。」

不過，那位藥劑師又說：「有人把每天服用一次的藥劑改爲每隔一天服用一次以後，膽固醇值就會再度恢復到本來的數值。」聽了之後我雖然有些擔心，但是我對於「醋紅甜椒」已經產生了信心，所以仍然每隔一天服用藥劑一次。

一個月後，我又再度到醫院接受檢查。果然總膽固醇稍微升高，變成了二二○mg/dl，但是這個數值仍在正常範圍以內。不過，醫生仍然叫我每隔一天服藥一次。

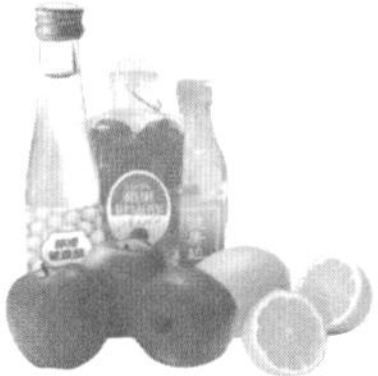

藥劑師曾經對我說過不每天服藥的話，總膽固醇值會再恢復到本來的數值，但是它並沒有恢復到本來的二八〇mg/dl，而只上升到二二〇mg/dl。

因此，從九月起我就不再服用降低膽固醇的藥劑了，只是一心一意的吃「醋紅甜椒」。

之後，我又多次到醫院接受檢查，我的總膽固醇值停留於二〇〇mg/dl上下，始終不曾上升過。關於健康方面，我感覺到已經不像從前那樣那麼容易感到疲倦，體力方面也增強了很多。

前幾天，隔壁的邱太太說：「我的總膽固醇值竟然高達三〇〇mg/dl，難怪我那麼容易感到疲倦……」聽了她的話以後，我勸她做「醋紅甜椒」食用。她照做了以後不久，果然總膽固醇值就徐徐下降了。

紅甜椒含有紅色色素的「椒紅素」以及維他命C等具有抗氧化作用的物質，只要利用醋浸紅甜椒食用，就能夠防止活性氧在體內作怪。

「醋紅甜椒」能夠改善血液循環以及新陳代謝，因此就很利於減肥。

第三案例　不必戴老花眼鏡

每年三月，我都必須到市立醫院接受健康檢查，在多項的檢查中，包括：透視檢查、血液檢查等等……之前幾乎每一項都正常，但是到了最近幾年，醫生開始對我說：「你的膽固醇值過高。」

的確，從兩～三年前開始，我的總膽固醇值平均每年升高十 mg/dl 以上，因此我也感到不安，所以都使用號稱能減少膽固醇的食用油，而且不再動輒就開車，儘量走路，但是久久不見效果。

在去年的體查時，醫生對我說：「你的膽固醇值已經升高到二八〇mg/dl（正常值爲二二〇mg/dl 以下），不服用藥物是不行的！」

我只好按照醫生的吩咐服藥。想不到在服藥不久後，我的小腿肚開始疼痛起來，嚴重時連走路也感到困難。在這之前，我曾經聽說過，服用降低膽固醇的藥

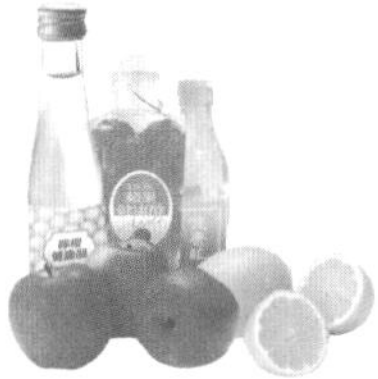

物時都有這種現象，所以我去請教醫生。

想不到醫生卻說：「那跟服用藥物無關，既然你的總膽固醇已經降低，就應該持續的服藥……」

服藥兩星期後的檢查結果，我的總膽固醇降低到二〇〇mg/dl，由於降低得太快，我反而感到不安。

雖然醫生說，服用藥物與小腿肚的疼痛沒有關連，但是我再也不敢服用藥物了。

那時，有一位同事勸我食用「醋紅甜椒」，我記得他以前很胖，如今卻變得相當的苗條。對於如此的變化，他笑著說：「很可能是吃『醋紅甜椒』以後，血液變成潔淨，以致體質被改善了吧！」說完，他又告訴我「醋紅甜椒」的做法以及吃法。

聽他如此說，我也沒有考慮到「醋紅甜椒」對於減肥是否有效，只想使我可能變成混濁的血液變得潔淨。於是我開始做「醋紅甜椒」食用。

我在吃晚餐時，吃五片的「醋紅甜椒」。因爲它吃起來很像加入薑味的脆瓜，所以雖然每天持續的吃，但是並不會叫人感到厭膩。

◎一整天外出也不會感到疲倦

在吃「醋紅甜椒」大約四個月後，又遇到健康檢查的日子。因爲好久不曾服用醫生開立的藥物，我的內心感到有些緊張，手腳微微發抖，等著醫生的「宣判」。

醫生在看了檢查的報告說：「嗯……很不錯，你的膽固醇值下降到二〇〇了！我開立的藥劑果然有效。」

這是正常的數值。不過，我已經整整四個月不曾服用醫生開立給我的藥物，僅僅持續的在吃「醋紅甜椒」，所以只好笑一笑，並且謝過醫生。

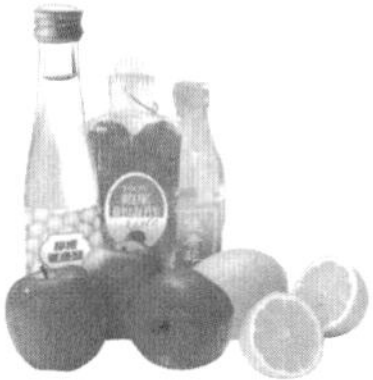

除了膽固醇明顯的降低之外，這將近一年之內我的身體還有了不少的變化。以前，我動輒就感到疲倦，所以老是在看電視時打瞌睡，甚至在打掃室內時半途感到無力而停下來，有時在晚餐後懶得收拾碗盤，就睡著了。那時，我渾身沒有半點力氣。只要到附近的超市購物，就會感到有如去爬山似的勞累。回到家以後還得小睡半小時，否則的話根本就無法動彈。

到了最近，我的體力無形中增加了不少，變得不容易勞累，好像又回到了三十年前的我。就算跟一些朋友去逛百貨公司，或到遊樂場玩樂，整整一整天也不會感到勞累。

回到家裏後，還有體力做一些家務事。在晚上，我也可以看一晚的電視片，或者閱讀，再也不會像以前一樣的

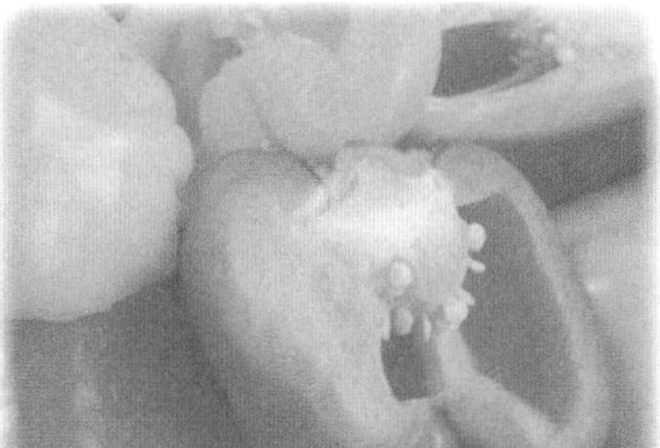

打瞌睡。有時已經到了深夜十二點鐘，還不想睡覺呢！

我本來必須戴老花眼鏡才能夠閱讀書報。現在只要憑著床頭櫃的一盞檯燈就可以閱讀。這些都是「醋紅甜椒」帶給我的好處。

「醋紅甜椒」是最頂尖的一種抗氧化營養食品。只要時常吃它就不難防止老化現象的白內障的發生。

「醋紅甜椒」對於恢復眼睛的疲勞很有效果。

第四案例　能使頭髮與皮膚都變好

「醋紅甜椒」的抗氧化力很強大，而所謂的「氧化」正是使人變成老醜的原因。紅甜椒除了含有豐富的「椒紅素」以外，還含有維他命C、E，以及胡蘿蔔素，這些東西也具有很強大的抗氧化力。

紅甜椒所含的維他命C爲檸檬的兩倍，至於維他命A的含量則有青椒的七倍之多！因此，時常吃「醋紅甜椒」就可以攝取到消除黑斑、皺紋，以及任何皮膚

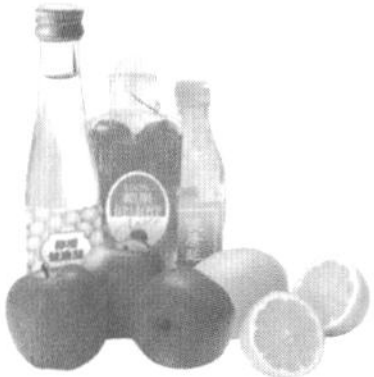

瑕疵的維他命C，以及保持粘膜正常的維他命A，可以說是女性的最大「恩人」。

吃「醋紅甜椒」比紅甜椒方便，因爲不必經過煩人的烹調等過程。爲了遠離各種疾病以及美容，不妨時常吃「醋紅甜椒」。

國家圖書館出版品預行編目資料

吃醋／李常傳著.
－－初版－－臺北市：宇河文化出版；
紅螞蟻圖書發行，2005 民94
面； 公分－－(健康百寶箱；60)
ISBN 978-957-659-530-1（平裝）

1.醋 2.健康法 3.食物治療

411.4 94022351

健康百寶箱 60

吃醋

作　　者／李常傳
發 行 人／賴秀珍
總 編 輯／何南輝
文字編輯／林芊玲
美術編輯／林美琪
出　　版／宇河文化出版有限公司
發　　行／紅螞蟻圖書有限公司
地　　址／台北市內湖區舊宗路二段121巷19號（紅螞蟻資訊大樓）
網　　站／www.e-redant.com
郵撥帳號／1604621-1 紅螞蟻圖書有限公司
電　　話／(02)2795-3656（代表號）
傳　　真／(02)2795-4100
登 記 證／局版北市業字第1446號
法律顧問／許晏賓律師
印 刷 廠／卡樂彩色製版印刷有限公司
出版日期／2005年 12 月　第一版第1刷
　　　　　2015年 9 月　　　第14刷

定價 200 元　港幣 67 元

ISBN 978-957-659-530-1　Printed in Taiwan